一指禅推拿

真传

丁开云 韩锺◎编著

中国中医药出版社
·北京·

图书在版编目（CIP）数据

一指禅推拿真传/丁开云，韩锺编著．—北京：
中国中医药出版社，2019.9（2025.3 重印）

ISBN 978－7－5132－5625－4

Ⅰ.①—⋯ Ⅱ.①丁⋯ ②韩⋯ Ⅲ.①推拿 Ⅳ.
①R244.1

中国版本图书馆 CIP 数据核字（2019）第 126482 号

中国中医药出版社出版

北京经济技术开发区科创十三街 31 号院二区 8 号楼
邮政编码 100176
传真 010－64405721
北京盛通印刷股份有限公司印刷
各地新华书店经销

开本 880×1230 1/32 印张 8 字数 188 千字
2019 年 9 月第 1 版 2025 年 3 月第 3 次印刷
书号 ISBN 978－7－5132－5625－4

定价 45.00 元
网址 www.cptcm.com

服务热线 010－64405510
购书热线 010－89535836
维权打假 010－64405753

微信服务号 zgzyycbs
微商城网址 https://kdt.im/LIdUGr
官方微博 http://e.weibo.com/cptcm
天猫旗舰店网址 https://zgzyycbs.tmall.com

如有印装质量问题请与本社出版部联系（010－64405510）
版权专有 侵权必究

前　言

　　一指禅推拿历史悠久，相传源于少林一指禅功法。现今流行于江、浙、沪一带的一指禅推拿法，由扬州人氏丁凤山先生所传，因而又称为丁氏一指禅推拿，至今已有近200年的历史。在丁氏家族及其后辈的共同努力下，一指禅推拿已由最初的少林武功发展为现代中国推拿学的代表性技法，成为中国传统医学的重要组成部分。其内容已从早期简单的民间疗法走进了当今的医学殿堂，一指禅推拿的基本手法内容已编入全国高等中医药院校中医专业推拿教材，成为中医推拿专业人员的必修项目之一。

　　一指禅推拿，是我国中医推拿界中的重要学术流派，影响极为广泛。它又是唯一将佛家的"禅"学思想与推拿理论相融合的学术流派，具有鲜明的学术特点。其流派的形成及学术思想体系内容的建立，经过百多年时间而日臻完善。由于年代久远，加上家族传承存在技巧或是诀窍秘不外传等传统观念的影响，有关一指禅推拿的文字记载并不多见。当年流传的《一指定禅》抄本，也仅仅是在师徒间转抄传阅，受众面极小，现仅为错简碎文，已很难查阅，况且抄本诞生于一指禅推拿的初创阶段，尚缺少体用能事之详述。如今我们只能在推拿教材或专著中见到一指禅正推法，其他内容则很少涉及，以至于求索者根本就不知道或不容易了解一指禅推拿的全貌。由于当代中医传承方式的改变，原先的家族传承、师徒传授逐渐被专业院校的规模培养取而代之，师徒手把手的传授转换为课堂以图文或视频为主的教学，学生实践与掌握技能的条件明显匮乏，因而推拿临床手法操作出现偏差也就在所难免。

一指禅推拿虽然已经在上海、温州、深圳、扬州等地申请成为非物质文化遗产传承项目，但与之耀眼的铜牌、震耳的口号相比，其学术体系和技术内涵在教学与传承方面困难的现状难以掩饰。基于忧患于千秋绝业湮没不彰，作为丁氏一指禅推拿的嫡系传人，我们愿将所掌握的一指禅推拿内容尽可能完整地展现给大家，为共同来继承与发扬祖国宝贵的文化遗产、为人类的健康事业再做贡献。

本书的内容特点，首先，可以用"骨感"来形容，就是谈我们所知道的一指禅推拿，没有引用过多的中医文献资料和用现代医学相关理论来包装它，冀将最本质、最真实的一指禅推拿展现给大家，不仅洞见肺腑，而且了然可见全豹。其次，本节还可以用"丰盈"来描述，书中诸多内容是首次整理呈现，叙述方式也与现有推拿书籍略有不同。在丁氏一指禅推拿学派考证和推拿学术方面，我们也做了一些探究与尝试。如对一指禅推拿的发展过程与流派形成、手法定义和描述，以及手法复合、组合等方面，我们从师持循而疏其湮郁。我们依据标准解剖学体位确认推拿手法方位，对照国家标准《腧穴名称与定位》（GB/T12346—2006）确认腧穴名称与定位，当其与推拿临床取穴存在差异时，给予补充说明。我们不回避一指禅推拿的一家之言，同时，也由于推拿一术很多地方"只能意会，不可言传"的特性，书中存在的不逮之处，敬请同仁斧正。

丁开云　韩锺
2019 年 5 月

序 言

　　一指禅推拿诞生于江苏省扬州市，扬州是一座具有2500年悠久历史的文化名城，早在清朝咸丰年间，丁氏家族的丁富山先辈已是扬州西门城外闻名遐迩的武术高手，并从事简单的民间医疗活动。19世纪末，丁氏家族传至丁凤山祖爷爷，他更是勤学苦究，将祖业发扬光大。清朝咸丰末年至同治年间，适逢"游方和尚"李鉴臣客居扬州授武送医，李氏精通少林"一指禅功"与点穴推拿术，丁凤山遂拜其为师。历经多年刻苦钻研与实践，丁凤山取其所长融汇于一身，创建一指禅推拿术，形成了"一指为推，二指为捏，三指为拿，四指为搓（双手）"等丁氏一指禅推拿手法，以一指功力遍治内妇外儿疾病，疗效显著，名噪乡里。1912年，丁凤山先生受邀离开扬州赴沪上行医前，遵循祖训昭示丁氏家族，后人传承以"山"字排名，其影响力至后人丁树山、丁宝山、丁海山、丁鸿山等，代代相传，兴盛不衰，完成了由武学到中医治疗方法的过渡，形成了具有鲜明特色的"山"字门一指禅推拿学术流派。在一指禅推拿进程中，为彰显发展渊源、学术特色和学派体系，其报道常常在一指禅推拿前冠以"丁氏"，由此"山"字门的丁氏一指禅推拿传遍神州大地。

　　20世纪60年代，在我的孩童时期，我常随父亲丁鸿山回家乡看望乡亲，记得一出扬州西门城门口（现今的扬州城区标志性建筑"四望亭"处），便会有人和父亲打招呼，父亲在家中排行老四，乡亲们都亲近地称呼他"四爷爷"或"四舅舅",问候声会绵延不断直到数里以外的老家中。当我们进到家门时,家中已经摆好茶水,陆续有乡亲前来嘘寒问暖并求医问药。这种浓厚的亲情一直深深地印在我心中,成为我日后学习一指禅推拿的一个动力,并延续到现在,激励着我要为一指禅推拿的发扬光大多做一点事情。

父亲18岁即独立行医,从事一指禅推拿工作60余年,手法功底深厚,所施一指禅"推五指经""蝴蝶双飞""蜻蜓点水"等手法是谓绝技,无人能及。算起来,我自1973年中学毕业后即随着父亲学习一指禅推拿,直至1993年父亲仙逝,再到今日我从事一指禅推拿临床也40余载了,可以说一指禅推拿伴随了我一生。现在有机会将一指禅推拿精髓付之梨枣,其中有不少父亲生前整理的体会、经验,也一并展现给大家,这也是为他完成一份未了的心愿吧。

丁开云

2019 年 5 月 28 日

目 录
Contents

第一章 一指禅与一指禅推拿

"一指禅"语出佛教典籍，推拿用来借喻手法的玄妙、纯净与效果，从而有了"一指定禅"的话头。这两者的结合给人无限遐想与神秘感，如若希望参透其中的道理，就需要下一番功夫寻根求源，从悟道过程延续至手法灵感，再从临证实践到手法真谛，从而达到一指禅推拿进入炉火纯青、如鼓应桴的境界。

第一节 禅与一指禅

禅，作为佛教用语来源于梵语 jana，音译为汉语"禅那"，省去尾音就读作"禅"了。禅，实际上就是"思维修"或"安静思虑"的意思，不妨说是修持思维的方法。静即定，虑即慧，定慧均等，正审思虑，是通过默想领会佛理的修炼法门。禅定是佛教哲学的源头，佛祖释迦牟尼就是坐禅思维从而证立教义，佛教各宗派祖师中多数具有很深的禅定造诣，他们对佛教的发展也是在禅定的思维中获得灵感与体验。因而，禅定也就成为一种修习方式，是学佛的重要途径之一。

人若要提升智慧实为不容易做到，首先要能够安静得下来，精神聚集内敛，能够摒弃外界一切事物的干扰。佛家修禅讲究弃"五盖"，以摒弃内心杂乱的障碍，即不生贪求名利、食色、权力之念，不生愤恨、报复、愠怒之心，不生安逸、迷恋、昏寐之相，不生口祸、杂念、掉悔之罪，不生自暴自弃、疑虑、见异思迁之拙。这种内在的境界与一指禅推拿过程中所要求的精神关注正好契合。佛教说超常的智慧包括闻、思、修三种，闻慧指学习佛论与理解得来的知识，思慧指深思佛理而得到的领悟，修慧指通过禅定止观实践而得到的超越理性知识的特殊智慧。《六祖坛经·坐禅品》对禅定的解释是："外离相即禅，内不乱即定。外禅内定，是为禅定。""禅定者，外在无住无染的活用是禅，心内清楚明了的安住是定，所谓外禅内定，就是禅定一如。对外，面对五欲六尘、世间生死诸相能不动心，就是禅；对内，心里面了无贪爱染着，就是定。参究禅定，那就如暗室放光了。"不难理解，修禅提升智慧，实际上以定学为中心。一指禅推拿运行中讲究外动内定，身体的动作变化对推拿手法的操作要求如行云不乱，一经把握心法即有豁然开朗之感，蕴含着禅意的内定与外用。佛教有"定禅""坐禅""参禅""修禅"等用语，推拿有"吸定""沉稳""悟劲""寻道"等说法。

一指禅，是"一指头禅"的省称，就是一个指头表示的"一"里面所蕴藏着无穷无尽的方法，有不二法门、万法归一的意思。

一指禅，为禅的一种表现、表达方式。最早的一指禅不是指功夫，而是一个禅学故事所揭示的哲理。据传中国唐朝有一位和尚称"俱胝禅师"，"一指禅"的故事就是由他而来。据《景德传灯录》卷十一"俱胝和尚"记载："天龙和尚到庵，师乃迎礼，具陈前事。天龙竖一指而示之，师当下大悟。自此凡有参学僧到，师唯举一指，无别提唱……师将顺世，谓众曰：吾得天龙一指头禅，一生受用不尽。言讫示灭。"天龙禅师竖一指，俱胝和尚由此悟道，智慧灵心源于一指头禅。"一指禅"看似简单，其中蕴含的佛法需要修行发愿的和尚参悟，既有指示方向，又有答复首肯，具有相互意会并理解的语境，懂与不懂全在这一指的道理里面。推拿手法提升到以一指统领诊治全程，其中提炼出来的精髓源自于一指禅的哲理思维。"万法归一"的法则，由一指禅推法统领诊疗的全部过程，将千变万化的病症以经络与八纲辨证进行分析，将多元的治疗方式以推、揉、药三法作为典要，将传统推拿的理法与佛教的禅学结合，此为丁凤山先生在早期编制《一指定禅》书稿时即已经呈现出的学术思想，不得不让后人称道推崇。

一指禅，是赋予推拿称谓以崇高的境界与深刻的含义，有着形与神的统一。

运用一指禅推拿，会感觉神妙无穷，一旦临证发挥作用，则活泼自然，不受欲念牵累，出手处充满活力，避免推按等手法的呆板，一指之下感受振动的和谐、指下沉力的着实。

一指禅推拿的最高境界是"我与手法浑然一体"，手法外显简单，内劲并无障碍。如果我们将推拿手法做出机械操纵一样的僵硬、律动，或如风吹树叶一样的飘飘洒洒无根，也就失去了"禅"意自然均衡的本性。一指禅推拿可以开拓施术者的感悟能力，尤其是指下的感知能力，引导施术者进入更超脱的自由世界。

一指禅推拿的学习是一个不断需要自我寻找劲力的过程，从手法动态模拟入门，历经力量把控，揣度方向、深度，以至于行医多年仍然不断追求指尖上的"禅意"。

《少林拳谱》记载了中国少林寺一种特有的少林内劲练功术，称为一指禅功法，其主要以一指的动作练习，融动功、静功、竞技、技击等为一体。一指禅功法练习强调动作有序，通过自我训练能够调和阴阳平衡，疏通脏腑、经络气血，达到防病祛病、健身强体之目的，并增加精、气、神、力的聚合。长期练习一指禅功法的人可通过"内气外放"点压穴位为患者导引治病。一指禅推拿的创建过程，也许是受到这样一种从练功到治病模式的启发，积蓄稳定深厚的功力，"一指"为用，释放"内劲"，形成节律有序而又循序不断的施术方法，获得理想的治疗效果。

第二节　心法与推拿

所谓的"心法"，实则是一种境界，可以说是身心相合的最高境界。禅宗提倡以心传心、中空禅定，太极拳练习只重其意不重其招，提倡身动象外、纯以神合、无我无敌，而推拿所说的"心法"意义，与太极拳理论如出一辙。就"心法"而言，一指禅推拿和太极拳之间可以融会贯通。

心为身之主使，心念一动，精气神随即受役而动。妄生杂念而心动神移，气不能固，此为背道。初练太极拳时，练习者通常感觉不出身心相合的味道，但持之以恒在动作中寻找松软沉稳的势态，体会心意神来神往之劲道，时间久了便会感觉趣味浓厚，使人百练不厌。太极拳讲究"心静身正，亦气运行"，"似松非松，闲暇从容，松沉圆匀，八面威风，气吞长虹"，这对于一指禅推拿的运用力量具有十分重要的指导意义。推拿手法运行中也讲究医生身体体位安舒，前俯后仰或摇晃不定就把握不住力量。武术上有一种说法叫"力不打功"，所谓"功"的表现重点在于灵巧，僵硬、笨拙用劲就是一把"死劲"，只有从肩到腕的关节松弛下来，指尖才能灌注活力，也就上

"功"了。推拿手法运行中也需求沉肩坠肘，放松肩、肘、腕关节，这样才能使节奏均匀，着力沉稳。指下清晰的关键在于松沉，力达病位的关键还是松沉。做到松沉的关键，在于手腕的训练与运用。

一指禅推拿与武术的结合，最重要的是通过练武入门，从而领会武的精神境界，神领天下，意涵宇宙，气无不到，力无不摧。推拿在于强化这种"精、气、神"使之转化到手法之中，从而在施术时收放自如，"手随心转"。无论是在初始练习，还是在以后的临床工作之中，都应将此理念贯穿始终，从而获得推拿最难做到的渗透力。

推拿要求"手随心转，法从手出"。随心，不是随心所欲，而是心智的控制能力与感知能力；心转，即为心法到位，推拿手法也随之层出不穷。

一指禅推拿手法技巧性很强，在初学时就必须规范练习，把握动作细节，用心体会手法运行方式，这样才不致于手法"残缺"。推拿手法操作的过程是一个能量转换的过程，动作不正确、不到位，所产生的能量会四离五散，要想获得理想的疗效，往往是心有余而"力"不足，更谈不上"手随心转，法从手出"了。

推拿临证能力的体现，在于推拿一系列手法的运用能力。实践中经常出现这种问题，手法训练日臻成熟，而进入临床治疗却力不从心，力量不能把控，无法做到深而透之，其中最主要的问题就是忽略了"心法"的存在，甚至不能理解随心的意义，直接影响医疗效果。由此，为了手法能够得心应手，除了手法熟练、辨证准确、运用部位和穴位适当外，还需要提升心力，使得手心相应，将机巧转化为获得疗效的势能。一指禅推拿要求指下识穴，就是在推的过程中犹如旋转的陀螺，反复确认、寻找、调整、吸定，在指下点位搜寻"信息"，包括指下的形体、软硬、应力等，从而确立手法操作"参数"，给出力的大小、力点、方向、持续时间等；同时在指下运动中能够辨识腧穴的所在位置，以及骨骼、肌肉在皮下的形态，体现心法指导下的"法从手出"。在手法运用中，要达到力量不受阻滞，在着力点完成力量的输送。

此外，在临床实际操作时，应保持工作环境安静，患者不能大声喧哗，医生不能分心。医生应将宁心静气的意境传达至患者身上，让患者的身体也开启放松模式。现代医学的相关研究已经得出结论，这样的"身"与"心"的变化，对身体的健康以及对治疗疾病的转归会产生积极作用。

第二章　一指禅推拿的传承与发展

　　民间习武之人，在出现伤痛或病症时，往往会抓药疗伤，久之也学会了一些治病救人的方法，同时他们也将自身练武形成的功法运用到治疗疾病之中，一指禅推拿的诞生过程就是将武术、医术和推拿结合在了一起，并成长为近代对中医推拿学承前启后最具影响力的学术流派。

　　先祖丁富山先生，以武术精神为子孙指明方向，为丁氏一指禅推拿的创建奠定了基础。丁凤山先生从小随父习武，又历经战乱、瘟疫，从而立志创建推拿手法，以医济世。最值得赞颂的是，丁凤山先生摆脱了游医的结习，老而靡倦，迈进上海，并摒弃了以"山"排名的成规陋习，开门授徒，让一指禅推拿得以流传、发展，为近代推拿医学的发展做出了贡献。丁氏家族名家辈出，以下是根据现存资料和丁鸿山先生的生前口述，描绘出的丁氏家族一指禅推拿传承"家谱"。

　　丁凤山（1843—1916），原名丁永春，江苏省扬州市西门郊外双桥乡石桥人，自号"邗江钓叟"，乡人敬称"丁夫子"。丁凤山先生酷爱武术，为清朝咸丰年间武秀才，职扬州府旗牌官，往返于扬州大营与北京清廷之间遣送公文。咸丰十一年（1861），清兵与捻军在苏北发生战事，丁凤山先生急往京城送公文，适逢咸丰帝病逝，辛酉政变事发，滞留京城无法复命，后因染病"痧症"回家中疗养。河南"游方和尚"李鉴臣南下镇江、扬州以武会友兼为人治病，到扬州拜见凤山先生切磋武技而客居丁家。相传李鉴臣擅长一指禅功与推拿法，便以一指禅功为丁凤山先生点穴治疗"痧症"，病愈后先生遂拜李鉴臣为师学习"一指禅功"推拿术，得其真传。丁凤山先生经过自己的不断摸索与医疗实践，将功法运用于推拿治病中，以一指禅功的推揉法为元素，创建形成了以摆动为特点的一指禅推拿手法"缠法"，用于治疗痧症与外科痈疽、喉痹、乳蛾等。之后丁凤山先生带领弟子在实践运用中又不断发展各类手法，被民间赞为"神功"而名噪扬州、南京一带。

1911 年，在南京府的举荐下，丁凤山先生被邀赴沪，为上海道台刘燕翼治病。1912 年，丁凤山先生迁居上海，至 1916 年期间悬壶于闸北海宁路一带，遂行医于上海、江浙之间，并以授徒讲习方式培养出一批一指禅推拿优秀名家、大家，使得一指禅推拿得以流传。1894 经丁凤山先生改编，并传授演示手法，弟子王松山抄录整理成编《一指定禅》，其中记载有一指禅推拿的初创期手法，包括缠、推、揉、按、摸、捏、擦等。1913 年，丁凤山先生七十大寿，留下了师徒全家福（图2-1）。1914 年上海商务印书馆的《上海指南》登录了丁凤山推拿指南（图2-2、图2-3）。1915 年 12 月 1 日出版的《绍兴医药学报》第 51、52 合期刊载："扬州丁凤山君，夙精按摩术。光复后，至沪行道，名噪一时……"1916 年丁凤山先生应浙江督军杨善德之邀请，赴杭州为其妻治病，不幸中风暴卒于途中旅馆，享年 73 岁。

丁凤山入室弟子 11 人中不乏推拿名家、大家，如王松山（1873—1962）、钱福卿（1883—1967）、钱砚堂（1881—1933）、黄海山（卒于 20 世纪 40 年代中，生辰待考）、丁树山（1886—1931）、丁宝山（1900—1978）、沈希圣、（1892—1975）、翁瑞午（1899—1960）、丁鹏山（1895—1953）、丁海山（1879—1939）、

8

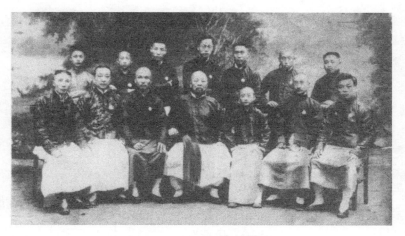

图 2 - 1　丁凤山师徒合影

1913 年摄于上海市海宁路照相馆

前排（左起）：钱福卿、钱砚堂、王松山、丁凤山、丁兆槐、黄海山

后排（左起：）丁宝山、吴大嘴、沈希圣、翁瑞午、周昆山、丁兆兴、丁鹏山

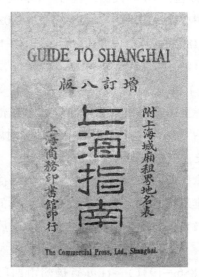

图 2 - 2　1914 年上海商务印书馆丁凤山推拿指南（1）

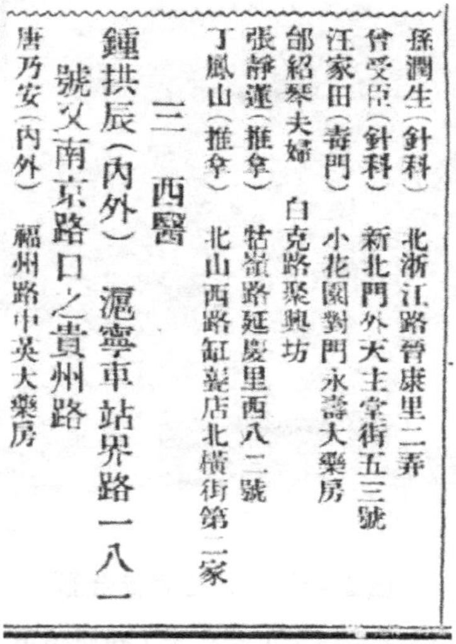

孫潤生（針科） 北浙江路晉康里二弄
曾受臣（針科） 新北門外天主堂街五三號
江家田（毒門） 小花園對門永壽大藥房
郜紹琴夫婦 白克路聚興坊
張靜蓮（推拿） 牯嶺路延慶里西八二號
丁鳳山（推拿） 北山西路缸甏店北橫街第二家
三 西醫
鍾拱辰（內外） 滬寧車站界路一八一號又南京路口之貴州路
唐乃安（內外） 福州路中英大藥房

图 2－3 1914 年上海商务印书馆丁凤山推拿指南（2）

吴大嘴（卒于20世纪20年代初，名与生辰待考）等。他们的再传弟子40余人中更是名人辈出，如王纪松（1902—1990）、王百川、丁鹤山（1891—1945）、丁伯钰（1904—1974）、朱春霆（1906—1990）、俞大方（1938—1998）、曹仁发（1931—今）、丁季峰（1914—1998）、丁鸿山（1919—1993）等。我国的第一所推拿学校——上海市推拿医士学校，就是在他们的努力下于1958年创立，后1959年更名为上海中医学院附属推拿学校，朱春霆先生任校长，王松山参与任教。

一指禅推拿能够在沪上开业，进而突破师徒相传的教育方式，是为中医推拿这一古老技艺完成了一次质的飞跃，开创了推拿医学科学教育的先河，对中医推拿医学发展所做出的贡献不言而喻。

丁树山（1886—1931），江苏省扬州市西门郊外双桥乡石桥人，丁凤山堂侄。20世纪20年代，丁树山在上海南市九亩地开业，曾参加"推拿研究会"，开门授徒，门人有丁鹤山、朱春霆、丁伯钰、丁逸群等。丁树山这一支脉对中国近代推拿医学的发展贡献尤多。其徒朱春霆，于1923—1925年在上海南市九亩地师从丁树山，1927年独立开业；1956年受聘于上海华东医院，并组建了上海市第一个中医推拿科。1958年5月，我国第一所推拿学校——上海市推拿医士学校暨上海市推拿门诊部在沪诞生，朱春霆任校长。其对开创推拿正规教学，培养推拿事业接班人，做出了巨大贡献。

丁海山（1879—1939），江苏省扬州市西门郊外双桥乡石桥人，丁凤山从子。丁海山自幼随父练武习医，丁凤山离开扬州后，因其是家中排行老小，便一直严守家业，住西门郊外石桥，行医于扬州城内小三元巷。一指禅推拿传至丁海山时手法已趋于成熟，1932年前后丁海山授徒时已教有推、拿、按、摩、撅（扬州方言，即"抖"）、搓、揉、搓、和、点、叩、打、捻（捏）、抹、摇15种基本手法，以及"推五指经"等组合手法，练功内容与器具也更加完整、合理。一指禅推拿发展成完整的学术体系。1934年，扬州首届推拿学术研究会成立，丁海山任理事长，为中医推拿事业奠定了基础。

丁鹤山（1891—1945），扬州市人，丁凤山侄孙，丁树山堂侄，丁兆兴子，丁宝山兄，师从丁树山，传丁继峰，未开业。

丁宝山（1900—1978），江苏扬州西门人，丁凤山侄孙，丁兆兴子，丁鹤山弟。丁宝山少年时随丁凤山学习一指禅推拿，凤山先生病故后，继跟随钱福卿先生学习。丁宝山参与创办上海市推拿医士学校并任教，同时兼任推拿门诊部医师，1960年调入上海市第六人民医院推拿科工作，擅长头面部疾患的治疗。

丁伯钰（1904—1974），扬州市人，丁树山继子。20世纪

50 年代中，丁伯钰先后为上海公费医疗第五门诊部和上海华东医院推拿医师，后期调入北京中医研究院从事推拿研究，退休后回扬州。

丁逸群（生卒年不详），扬州市人，丁树山继子。丁逸群学成随师在扬州为人治病，1952 年往安徽黄山挂牌独自开设推拿门诊。

丁季峰（1914—1998），丁凤山堂侄，丁树山之子。丁季峰早年随堂兄丁鹤山学习一指禅推拿，于 1936 年学成后在沪开业行医，1958 年后在上海中医学院附属推拿学校、推拿门诊部、上海市推拿门诊部、上海中医药大学附属岳阳医院任职，担任教学、医疗工作。丁季峰 1978 年任岳阳医院推拿科主任，1985 年起任推拿专业硕士研究生导师，后又获上海市卫生局颁发的"从事中医工作五十年"奖状，被评为上海市名中医、全国名中医。丁季峰将中医推拿与现代医学知识相结合，在继承一指禅推拿学术精华的基础上，创立了"小鱼际滚法"，并自成一派，被誉为我国现代推拿学术发展的先驱。

丁鸣山（生卒年不详），于苏州开业。

丁鸿山（1919—1993），扬州市西门郊外双桥乡石桥人，丁海山四子。丁鸿山自幼随父练武，稍长学习一指禅推拿，18 岁即独立开诊于扬州市三元巷。1950 年 3 月，丁鸿山加入扬州市医师协进会（图 2 - 4），任针灸推拿组生活组长。1959 年，在中医政策的召唤下，丁鸿山入扬州地区苏北人民医院（现江苏省苏北人民医院）工作（图 2 - 5），并创建中医推拿科。1965—1970 年期间，为对一指禅推拿进行总结、提高，丁鸿山先生口述，由江静波整理完成了《一指禅推拿法简述》。1985 年 6 月，江苏省推拿专业委员会在扬州成立，丁鸿山先生是筹备人之一，同时被推选为江苏省推拿专业委员会副主任委员。

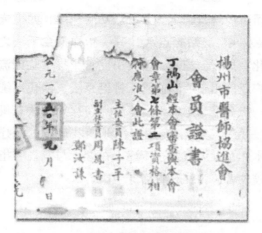

图2－4　丁鸿山先生加入扬州市医师协进会

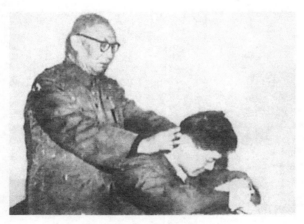

江苏省推拿学会副主任委员、苏北人民医院著
名老中医丁鸿山在湖北省按摩学会学术交流会上进
行一指禅推拿手法表演

图2－5　丁鸿山先生工作照

　　丁鸿山先生从小接受家族传承与严格的功法训练，在一次
练习"一指禅俯卧撑"时，因少于规定次数，被家父教训致门

牙损伤，留下了终身记忆。其手法功底深厚，尤擅施"推五指经""蝴蝶双飞""蜻蜓点水"等一指禅推拿手法之绝技，手法出神入化，如行云流水。丁鸿山完善了推拿临床流程，将一指禅推拿广泛应用于心脑血管、神经系统、消化系统病症的治疗；又将一指禅推拿中的推、摩、点、揉等手法有机地融于一体，创"一手三穴法"，专用于小儿四肢疾患的治疗，使一指禅推拿学术体系发展成熟。丁鸿山在继承与发扬一指禅推拿的传人中属佼佼者，为江苏省名老中医。

第三章　绳墨之治

《灵枢·逆顺肥瘦》："圣人之为道者，上合于天，下合于地，中合于人事，必有明法，以起度数，法式检押，乃后可传焉。故匠人不能释尺寸而意短长，废绳墨而起平木也，工人不能置规而为圆，去矩而为方。知用此者，固自然之物，易用之教，逆顺之常也。"有规矩才能成方圆，医学事业尤其需要遵循这样的法则。以往中医学界多认为推拿理论浅显不彰，而从事推拿专业的人员也往往重操作轻理法，导致相对于中医其他学科，推拿理论发展滞后。

然而，从某种意义上来说，推拿又是最难的一门学科。仅靠双手就要把病治好，甚至治好疑难病症，何等不易！推拿医学理论的发展滞后不是因为推拿技法鄙薄，而是因为手法运行过程复杂，很难用文字准确描述。以推拿手法的刺激量为例，推拿时的治疗量是多少为最好呢？最佳治疗量又怎样来衡定呢？操作者的情况不同，被操作者的情况更是多样，男女老少、高矮胖瘦，以及对外部刺激的反应程度等都是变量，而这些恰恰又是推拿治疗获得效果的重要环节。

第一节　一指禅推拿揆理

一指禅推拿传统理论遵循"循经络，推穴位"，依托经络理论和腧穴主治范围，注重切诊及体表形态，强调审证求因，因人而治，因病症而治，因穴位而治，以手法施术刺激穴位，激发经气运行，疏通经络，调整阴阳，扶正祛邪。从作用方式上看，一指禅推拿能够与中医学理论完整契合。

一指禅推拿治疗躯体病症，手法作用于局部施术点，以有节奏的收放手法，改善血液循环与神经传导功能，达到疏通经络、宣通局部气血的作用。

推拿治疗人体的损伤，源自最原始的需求。痛病采用推拿治疗具有显著的疗效，至今仍不失为首选方法。一指禅推拿手法不仅改善血液循环，消除血管痉挛，还能消散软组织瘀血，消除关节肿痛，达到舒筋活血、滑利关节肌肉的作用。

一指禅推拿治疗脏腑病症，强调手法以柔和为贵，操作时细腻轻巧，非常适用于通调脏腑气血，具有补气调神、镇静舒缓、解表退热的功效，对于急性疼痛或狂妄失志的病症，可达到迅疾的治疗效果。如《素问·调经论》说，"神不足者，视其虚络，按而致之"，"按摩勿释，著针勿斥，移气于不足，神气乃得复"。尽管文中也可以认为按摩属于针刺的辅助手法，显然按摩也具有调气效果，从而治疗脏腑病症。又《灵枢·刺节真邪》记载："大热遍身，狂而妄见、妄闻、妄言，视足阳明及大络取之，虚者补之，血而实者泻之。因其偃卧，居其头前，以两手四指夹按颈动脉，久持之，卷而切推，下至缺盆中，而复止如前，热去乃止。此所谓推而散之者也。"高热兼见妄动，采用反复推颈动脉，直到身热退去才停止，这就是"推而散之"的方法。可见，推拿具有镇静舒缓、解表退热的作用。

第二节　临床规范

早年扬州有走街串巷的剃头匠，挑着一头有热水的剃头挑子，故有"剃头挑子一头热"的歇后语。剃头匠可能是受到推拿师的影响，也会学一点拍拍打打的按摩手法，给客人敲敲背、捏捏肩。这与职业推拿医师的手法操作相比，只是民间业余的按摩保健行为而已，不能称为推拿医学。不明推拿医学的人，往往将社会上很多大众休闲行为与推拿医学治疗相混淆，当有医疗事故发生时，往往归咎于推拿医学。推拿医学历经多少年来起伏盛衰的发展，始终强调推拿医生在手法操作时的技术规范。丁鸿山先生有抽烟的嗜好，但在工作时绝不抽烟。如果边抽烟边推拿，也就损害了推拿医生的形象，那就把自己混同于社会"闲人"了。这是"山"字门人从小养成的规矩，他在授徒过程中也是特别强调，推拿医生要有职业规范，强调坚持做好医生的"像"。推拿治疗是以医生的双手在患者的身体部位上操作，除了要求掌握手法、熟练运用与实施各种操作，法从手出，妙手去除病痛之外，还要了解手法的规矩，做到执业医师应有的水准。

一指禅推拿操作时，大多情况下要求医生要站着，这是尊重患者的表现，也是有关自己的形象。

练习一指禅推法时，要求站立位练习，体会肩肘下沉、曲腕和指尖直立的动作。站立位，可以使医生自身的经脉之气得以通畅，操作时做到动作协调有力。站立位更利于全神贯注，根据患者的反应和手法术式要求随时调整操作程序、力量强度和持续时间，做到意到手到，手到气到，以取得良好的治疗效果。站立位还有利于医生进退自如，灵活转位，操作过程中身体各部位动作保持协调一致。

一指禅推拿要求做到双手都能够操作，双手在动作方式和力度等方面没有大的差异。

一指禅推拿初学者先要练习左手，熟练后再练习右手，增加双手的灵巧与协调。练习双手操作的好处还不仅仅在于避免单手推拿之苦，更有合力完成整套治疗过程之需。

一指禅推拿手法操作时一般都是左右手交替进行，一手操作时另一手即为接手。如果是双手操作时，以辅助另一手完成操作的为接手，接手通常是左手。绝大多数人习惯右手做事为先，也有人习惯使用左手者，初学推拿手法时需要从自己不习惯的一只手开始练习。所以，在练一指禅推拿手法之初，特别强调左手的练习。对于有些协调性差的学员，甚至要把左手练习到一定的熟练程度后，方可练习右手。这一点非常重要，否则很容易成为单手操作，另一手永远是接手，这对一个从事一指禅推拿职业的医生来说是不合格的。

医生在推拿操作中频繁转换体位，就会受到床位周边空间的限制，单手操作疲劳时，就会动作变样，降低操作要求。并且，从手法的连贯性来说，双手操作存在上下衔接或左右替换的效果。如患者仰卧，医生立于患者右侧，左手可以在患者头面部做一指禅推印堂，同时连接右手就可以一指禅推腹部或下肢腧穴。许多复合手法正是采取双手同时操作，如"拿肩井""蝴蝶双飞""搓抖腰胁"等双手操作，充分体现了一指禅推拿施术者的职业技能水准。

一指禅推拿要求入手要轻，逐渐送力，如山中清泉源源不断。

推拿开始治疗时，入手要尽量轻柔，让患者有思想准备，患者肢体放松也有利于施展各种手法，亦可以说这是一种"禅意"的传达。入手的部位可以选择患者能够明确感受到的部位，同时可以告诉患者推拿手法产生的感觉和效果。推拿治疗过程中，尤其是治疗慢性病，患者基本上感觉不到痛苦，即使是点法等较重的手法，局部酸胀疼痛的感觉对于患者来说也是可以忍受的，不至于大声呼叫。结束推拿治疗前，整理手法能够舒缓治疗遗留的不适感，使全身轻松舒适，从而有利于病体康复。

一指禅推拿的规矩从初学时就必须规范每一个细节、操作过程、动作转换，使手法操作从开始到结束都程序不乱、手法不杂，不生枝节，不能蛮力。

不规范、不成熟的手法，使出的力就是"生"的"蛮力"。正如明朝张介宾《景岳全书》中指出："今见按摩之流，不知利害，专用刚强手法，极力困人，开人关节，走人元气，莫此为甚；病者亦以谓法所当然，即有不堪，勉强忍受，多见强者致弱，弱者不起，非唯不能去病，而适以增害。"古人教诲的警示意义应铭记长存。

推拿医生的双手体现着职业尊严，切记不可以在患者身体上随便乱捏。

一指禅推拿是以高雅手法呈现的，高雅不在于花俏，而在于双手在具体操作中所表现出的姿态，没有于治疗以外多余的动作，没有于治疗不适的动作，没有治疗不雅的动作。一指禅推拿传统教育认为，职业推拿医生需要有一个职业形象，站有站相，坐有坐相，双手是职业的形象，不能乱放；推拿治疗过程，章节分明，入手什么手法，治疗采用什么手法，整理以什么手法结束，前后不乱，不颠倒，不补缀，一气呵成。手法的熟练、组合与辨证治疗切合，这样才能顺利完成整体操作，也就不会出现手法杂乱无章了。

推拿的规矩将影响医生的一生，"接手"也有接手的技术规范，即使闲着也要摆好位置，注重接手的作用与操作规范。

接手的技术要求见后续章节。接手在操作中多起辅助、扶持作用，参与整个治疗过程，两手协调完成全部操作。当一只手做一指禅推时，接手不可以随意搁置在患者身体上，可以屈臂贴于自己身后；当需要左右手交替操作时，接手才进入操作界面，交接后转换的接手撤出操作面。交接一般有原点交接、左右交接、上下交接等，无论何种交接都应做到自然流畅、行迹无痕，这对接手就有了较高的要求，其关键在于双手的力量不可有悬殊。

至今，推拿专业书籍尚未见有专题论述"接手"，这一名词或与之相近的概念在各推拿流派中均很少提及，而辅助手法在推拿临证操作过程中却是实际存在，同时又是必不可少的部分。之所以"接手"没有被给予足够的关注，多因医生认为辅助手法在推拿操作中可以忽略，故而出现临床稳固肢体时手位操作却杂乱无章，每每出现无关乎轻重的"一把抓"，也有手位不作操作时放置不知所措的情况。一指禅推拿之所以将"接手"单独提出来讨论，是因为一指禅推拿认为接手不仅是手法操作不可缺失的一部分，并且涉及临证行为规范。所以，一指禅推拿初学者重视双手基本功训练的同时，应该明确了解接手的规矩，时刻注意提醒自己在操作中双手的规范。

以上诸方面"规矩"密不可分，融有形之手法与无形之精神于一体。这是传统中医学的特点，也是一指禅推拿的精髓与难点。

推拿一术，多少年来给人的印象就是简单，很容易学的力气活。如果单从学手形操作这一点来讲确实如此，在老师的指导下，一段时间后便可掌握。如果我们把推拿一术提高到医学层面来讨论，其中需要我们深入思考很多内容，不是用简单的力气就能解决错综复杂的临床问题的。古人早在隋唐时期，就已把从事推拿的人员分有推拿博士、推拿师、推拿生。分工的依据是什么呢？显然不是按力气大小来分职位。对于一位从事推拿工作的职业人士来讲，一指禅推拿所强调，就是精、气、神在手法操作过程中的充分体现，这就是所谓的神似。从形似到神似的路径，就是坚守职业规范，才可谓"绳墨之治"。

第三节　临证注意事项

职业推拿医生是依靠双手维护职业生涯，所以需要十分注重保护好自己的双手。

推拿医生要经常修剪双手指甲，磨去指甲的尖角与锐边，保持平滑。手法操作过程不能出现指甲在皮肤上的划痕、掐痕。双手的皮肤保护可以使用护手霜，防止出现老茧。一指禅推拿初练时容易出现拇指甲床开裂或出血，主要是用力过度和指端干燥所致，选择好练功袋与填充物至关重要，练功后可以适当涂抹一指禅油膏或金黄万应膏。

初学一指禅推时，拇指不宜屈伸用力过度，在练功袋上练习要注意用腕部控制力量，动作熟练了，才可以逐渐增加下沉力，这样可避免练习早期发生拇指肌腱损伤。在患者身体上试手操作时，由于治疗部位形态变化与指下软硬不同，需要注意腕部力量控制应平衡，避免肌腱受伤。每次指法练习或临床治疗结束后，应做好手指与手腕的放松与养护。

一指禅推拿提倡手法轻巧，切忌使用"生力""蛮力"导致患者痛苦。

推拿临床普遍有一种认识，认为手法操作不可避免地会引起治疗部位的疼痛，推拿治疗室内总会听到患者不和谐的呼叫声。其原因或是接受治疗的患者存在畏惧心理，或是病痛部位不能适应手法操作，或是术中感到治疗部位触碰疼痛。这些情况都要求职业推拿医生不仅要熟练掌握医学基本理论和手法操作技巧，更要有仁爱之心，审时度势，尽量减轻患者的痛苦。

一指禅推拿手法强调轻巧，操作过程中避免患者无法忍受的疼痛，即使治疗急性病症，通过有效的手法运用组合与配伍，可以在安静的环境中完成全部治疗。一指禅推拿在慢性病的治疗过程中基本可以做到无痛苦，并能够将局部的酸痛感觉转化为舒适感。《素问·举痛论》说："寒气客于经脉之中，与炅气相薄则脉满，满则痛而不可按也。寒气稽留，炅气从上，则脉充大而血气乱，故痛甚不可按也。"对于寒邪聚集，血气阻滞，疼痛剧烈的病症会出现拒按的情况，即便如此也还是可以实施推拿治疗，关键在于手法处置技巧，切忌使用粗暴的蛮力。

一指禅推拿的渗透力明显，在皮肤上滑动走行，某些病症不适用一指禅推拿的治疗。

临床遇到肿瘤或存在骨转移，出现肌肉疼痛、腰背痛等，不适合用一指禅推法。有些皮肤病症，包括皮肤感染性化脓性病症也不适合推拿治疗。《素问·腹中论》指出："伏梁……裹大脓血，居肠胃之外，不可治，治之每切按之致死。"伏梁，即血不流通，积聚成脓的病症，也就是化脓性疾病，这一类病症都不宜过度切按，否则会导致疾病加重。此类疾病也是推拿治疗的禁忌证，直至今天仍为临床推拿医生所遵行。至于传统记载的以"缠法"治疗外科痈疽，需要掌握诊疗法则，必要时兼以运用药物、针刺等进行综合治疗。

第四节 推拿辅助器件

一、练功袋

练功袋（图3-1），是学习一指禅推拿必备的工具。《一指禅推拿法简述》指出，学习一指禅推拿需先练习一些基本功，其中最主要者有推沙袋。

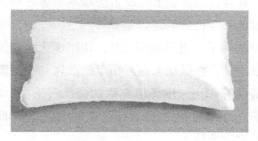

图3-1 练功袋

练功袋，以往俗称沙袋，这种称谓过于随意，也是习惯使然，许多年来误导了很多人，过去可能多以细沙作为填充物，随着袋内填充物的不同，叫法也应随之改变，故称之为练功袋为好。现今学生在练习时，一般就地取材，以大米、黄沙为最多。老师在这方面也无过多要求，对填充物的重要性不以为然。如若选用黄沙填充袋练习，因其颗粒大小不均，质地坚硬无韧性且有棱角，用于手法练习极易损伤手指，在极短的时间内即会出现血疱、破皮、腱鞘炎等，增加痛苦，影响手法练习，造成诸多不利。此外，选择大米填充则易碎，导致粉尘外泄。如填充海绵则太软。而豆类则颗粒过大，外形圆滑，推之极易下陷，练习时移动过多很易导致指端皮肤过度角化，损伤指间关节。黄沙、大米、海绵、豆类等都不足取，勉强使用只能练得外形动态，不易获得动作规范与增强功力。

学习一指禅推拿要求对每一个细节都做到一丝不苟，练功袋的制作与使用同样如此。制作练功袋，应选择质地绵软稍厚的白棉布，缝制成长约 30cm、宽约 15cm 的长形口袋，内部填充中药决明子，装满填实，但避免捣夯坚硬如石，缝口后备用。这样大小尺寸的布袋，与一般成人的上臂、肩颈或小腿等肢体部位的长、宽度相仿，很适合练习推、拿、揉、搓、点等主要手法，在这样的布袋上完成手法基本功练习后，再到人体上操作时就能够运行自如。

中药"决明子"有其独到之处。决明子大小如麦粒，外层滑润，质硬而韧，性微寒无毒，功专疏散风热、清泄郁火，兼有利水、通便等作用。用此填充练功袋练习手法，软硬适中，同时可清解在练习过程中手指与练功袋之间摩擦而产生的热毒，不伤及皮肉筋脉。

二、推拿巾

推拿巾，在按摩中习惯称为按摩巾。推拿中使用推拿巾可以避免手法操作时直接接触患者皮肤和在衣服上操作，并且可以遮掩患者的私密处。

一指禅推拿操作过程常常需要使用一块方巾，隔着方巾进行一指禅推拿治疗。传统临床有选择大块丝巾或手帕，由于尺幅偏小，现在常用于小儿推拿。成人可以选用纯棉布料，每块大小约五尺长、三尺宽，即以长、宽 150cm×90cm 的布料作为推拿巾，这样尺寸大小适用于任何体位和部位的操作。施术者实施治疗操作时，将推拿巾铺盖在患者身体上进行一指禅推拿手法操作。手法运行过程往往会使推拿巾出现皱褶而影响操作，施术者需要利用一指禅推的方向或力量调整好推拿巾，或用接手辅助调整。因而，掌握推拿巾的运用也属于一指禅推拿技法能力之一。

某些部位的操作可以不使用推拿巾，如头面、颈项、双手等处。有时，如遇特殊对象也可不用。丁鸿山先生曾经讲过，在他们那个年代，到所谓的"大户"人家看病，尤其是为女人治病，病家尤为讲究这方面的忌讳，是不可以使用自带白布巾的，有时甚至是隔着被子实施推拿。这就对医生的推拿手法有了更高的要求，没有好的功底是很难胜任的。

建议患者在接受推拿治疗时，穿宽松的衣服，这样既有益于身心的放松，利于气血流通，更便于医生充分施展手法的治疗作用。

三、介质油与伤药

一指禅推拿借助介质或外用涂剂，以增强手法治疗的效果。

古代按摩就有使用按摩膏的记载。《备急千金要方》有治疗疼痛的"青膏方"，用于按摩治疗头痛、四肢酸痛等。《圣济总录》记载既有用于成人的按摩白膏，也有用于小儿的甘草摩膏。《一指定禅》记载采用香油作为介质治疗感冒头痛，萝卜汁治疗火珠疮（带状疱疹），根据不同的病症选用樟脑、百部末制作的药酒，这也是后期发展的"丁氏伤药"雏形。丁氏伤药既可以作为一指禅推拿介质油，同时又兼顾治疗外伤肿痛，或作为跌打损伤的外敷药。

现代推拿临床选择不同的介质，如冬青油、松节油、红花油等用于擦法、按揉可增加皮肤的热感，麻油可增加滑润感，滑石粉可用于推擦或捏脊。小儿推拿多以葱姜水，治疗外感病症常常可获得较好的效果。

第五节　丁氏伤药

丁氏家族几代人传承下来的伤药秘方，祖辈称为"金黄治伤膏"或"金黄万应膏"，除了用于作为一指禅推拿的介质油，临床还常用于软组织扭挫、骨裂骨折，甚至用于疮疖痈肿、乳腺炎等外科病症，均显示出奇效。

一、药物组成与制法

依据传统中药制膏工艺，丁氏伤药多将药材粉碎成为散剂，需要使用时取蜂蜜、麻油或陈醋调敷，后期为方便临床使用则采用凡士林熬制，更有利于发挥药性。

金黄治伤膏配方：三七粉 20 克，血竭 10 克，乳香 15 克，没药 15 克，樟脑精 5 克，如意金黄散 100 克。

制法：将血竭、乳香、没药、樟脑精诸药研末，与三七粉、如意金黄散调和均匀。取医用凡士林 500 克，加热熔化后，将药粉加入凡士林中搅拌成糊状，冷却后装入大口器皿中备用。一般的外敷药物多用水、米醋或酒调制，但这样使用时极易干裂、脱落，不利于药物有效成分的吸收，影响疗效。而金黄治伤膏则用凡士林调制，黏附性较好，即使敷贴 2 天也不会干裂、脱落，可让肌肤充分吸收药效。

二、使用方法与药理作用

金黄治伤膏沿袭了传统中医外科"膏药"烊化、摊开、敷贴的流程，只是无须加热，敷贴后也不会在皮肤上留下黑色药糁。

使用方法：使用时根据患处面积大小，裁剪医用纱布，叠 3～4 层，用医用压舌板取药膏平摊于纱布上，不可太厚，贴于患处，继用纱布绷带外固定。隔日换药 1 次。换药时若皮肤出现瘙痒，可用棉签蘸取75%酒精清洁皮肤，或用温热水清洗后再敷药膏，无须停药。

本方使用时，即使患部表皮有轻度擦伤、渗血或出现水疱，也同样可以外敷使用，无感染之虞；相反，敷药后破损处能迅速消炎止血、收敛结痂。

组方分析：金黄治伤膏，组方药物精少，气血并治，较一般中药外敷制剂有其独到之处。方中如意金黄散，又名金黄散，载于《外科正宗》卷一"肿疡主治方"，配方由天花粉、黄柏、大黄、姜黄、白芷、紫厚朴、陈皮、甘草、苍术、天南星等中药组成，制作细末为散，有清热解毒、消肿止痛之功。其治疗作用书中提示："治痈疽、发背、诸般疔肿、跌扑损伤、湿痰流毒、大头时肿、漆疮、火丹、风热天泡、肌肤赤肿、干湿脚气、妇女乳痈、小儿丹毒，凡外科一切诸般顽恶肿毒，随手用之，无不应效。"如意黄金散现代中医临床常用于疮疡初起，关节、骨骼、软组织损伤，虽非疮疡外症，但由于创伤引起炎性反应，症见红肿热痛者均可适用。金黄治伤膏在如意金黄散的基础上巧妙地添加了活血化瘀的药味。其中三七，《本草新编》说："三七根止血之神药也。无论上、中、下之血，凡有外越者，一味独用亦效。"血竭，《本草经疏》称其为"散瘀血，生新血之要药"，《本草纲目》亦称其"为和血中圣药"。二药为伍，止血而不留瘀，化瘀而不伤新血。乳香、没药虽主血病，兼入气分，外用更能和营舒筋，二药协同助三七、血竭行气散瘀定痛。樟脑，《普济方》载其治诸恶疮及打扑损伤等，有类似薄荷的清凉感和轻度的局部麻醉作用，是为温和的刺激剂，对局部皮肤有刺激作用，有利于药物的吸收。诸药合用，共奏活血化瘀、消肿止痛之良效，并可清泄血中郁遏之瘀热，以防离经之血壅遏积聚，郁久化热生腐。

第四章　经穴求索

《一指定禅·经络当明论》："不明十二经络，开口动手便错。痧症各有所属，不可不知。"这里所说的"动手"当然也包括推拿中的手势。《灵枢·经脉》说："……经脉为始，营其所行，制其度量，内次五脏，外别六腑……"又说："经脉者，所以能决生死，处百病，调虚实，不可不通。"一指禅推拿的理论基础建立在经络学说之上，精通经络与腧穴对于一指禅推拿临床辨证施治，以及手法的识症运用就是水源木本的关系，只有了如指掌、谙熟于心才不至于出错。正如《一指定禅》在经络与手法的相关性中指出："十二经、十五络科分等症，各邪痧，推、揉、缠诸法。"可见，各类病症均有经络部位、虚实所属。推拿诸法也依据手法属性进行配置而实施治疗。

第一节　明经络

学习经络生理、病理的目的，在于能够懂得运用一指禅"循经导气"，纵横走位都不离经络。

一指禅推拿的手法运行特点，就是"点""线""面"的结合，循经络、推穴道，即所谓"以穴走线，以线带面"。如推五经、推八卦等，一指禅推拿特有的治疗手法就是中医经络理论的具体运用。

经络，作为运行气血的通道，将体表之间、内脏之间、体表与内脏之间连贯形成有机整体。从这个意义上来说，体表的一些刺激方式，包括针灸、推拿就是利用这种联系取得由外及内、由远及近的治疗效果。推拿治疗需要了解经络在体表的分布，十二经脉在体表呈左右对称分布，加躯干前后正中的任督二脉，通常以十四经脉称之。

十二经脉在体表分布如下。

手足阳经都循行至头部，手足阴经都循行至胸腹。

四肢的阴经分布在内侧面，太阴经在内侧面的前缘，厥阴经在中间，少阴经在后缘。

四肢的阳经分布在外侧面，阳明经在外侧面的前缘，少阳经在中间，太阳经在后缘。

头部的阳经分布，阳明在前额面，少阳在侧面，太阳在后枕部。

躯干部的阴经分布，胸腹部自前正中线向外，依次为足少阴、足厥阴、足太阴。

躯干部的阳经分布，阳明在胸腹前面，少阳在胁肋侧面，太阳在肩背腰骶。

躯干前后正中线分布有任脉、督脉。一指禅推拿操作顺序一般由上往下走。

督脉——上齿→上唇→鼻梁→头项及脊柱正中→尾骨下（后正中线）。

任脉——会阴→胸腹部正中→喉咙→上唇（前正中线）。

手三阴经分布在上肢内侧（屈侧）及胸部，所谓"从胸走手"。手三阳经分布在上肢外侧（伸侧）及头部，所谓"从手走头"。上肢经络，推拿手法操作顺序多由近端向远端走，手部的操作方向多走向躯干。

手太阴肺经——上胸外侧→上肢内侧前缘→大指。

手厥阴心包经——乳头旁→上肢内侧中间→中指。

手少阴心经——腋窝→上肢内侧后缘→小指。

手阳明大肠经——次指→上肢外侧前缘→肩上、颈部→鼻旁。

手少阳三焦经——无名指→上肢外侧中间→肩后、耳后→眉梢。

手太阳小肠经——小指→上肢外侧后缘→肩胛、颈部→耳前。

足三阳经分布在头面、躯干及下肢外侧的前、侧、后，所谓"从头走足"。足三阴经分布在下肢内侧及胸腹部，所谓"从足走腹"。下肢经络，推拿手法操作顺序多由近端向远端走，足部的操作方向多走向躯干。

足阳明胃经——目下→面周围→颈部→胸腹第二侧线→下肢外侧前缘→大趾次趾。

足少阳胆经——目外眦→颞部→头顶第二侧线→肩上、胁腰侧面→下肢外侧中间→小趾次趾。

足太阳膀胱经——目内眦→头顶第一侧线→背部第一、二侧线→下肢外侧后缘→小趾。

足太阴脾经——大趾内→小腿内侧中间→大腿内侧前缘→腹、胸第三侧线。

足厥阴肝经——大趾外→小腿内侧前缘→大腿内侧中间→阴部→胁部。

足少阴肾经——足心→下肢内侧后缘→腹、胸第一侧线。

经络辨证，属于"经络当明"的重要部分，也是推拿临床治疗获得疗效的关键部分。

明经络，在于临证运用经络理论实施"经络辨证"，《一指定禅》记载经络辨证有两个层次。一是经络所属病症，如"腰背巅顶，连及风府，胀痛难忍，足太阳膀胱之病也"，又如"病者即初起之痧，两目红赤如桃，唇干鼻燥，腹中绞痛，足阳明胃经之病也"。二是病症归经，如"膈食：肝脾两经受邪，由受风寒所致，又加停食，以致胸膈饱满，汤水饮食难进，反吐酸水"，又如"逆血：肝经受邪，血逆上行。口呕鲜血内里伤，口吐紫血外伤"。根据症状和发病部位进行辨证归经，同时结合八纲辨证、脉象判断"寒热虚实"。可见一指禅推拿是在经络理论的指导下，按经络循行部位对应经络病症实施治疗，调节气血的运行，实现"由表及里"的治疗意义。

经筋在体表是摸得到的组织，推拿识别经筋，所谓"解痉镇痛"就有了入门路径。

经筋理论在推拿临证中具有不可替代的指导作用。筋主要指肌腱，此外还包括肌肉，也涉及神经以及身形联系的径路。

经筋的分布大体与十二经脉相同，也分为手足三阴三阳，称十二经筋。

经筋都起于四肢末端，手足三阳经筋分布于肢体的外侧而上行至头面；手足三阴经筋分布于肢体的内侧，手三阴经筋上行到胸，足三阴经筋上行至前阴、腹部。

在体表，经筋主导关节的运动，如《素问·痿论》所说："宗筋，主束骨而利机关也。"在体内，经筋保护脏腑。就功能而言，经筋主要起联结关节，支配筋肉、骨骼，保持人体正常运动的作用。

经筋病变主要有痹痛、痿软、拘急、转筋、活动不利等，病痛多表现在体表局部，所以《黄帝内经》提出对经筋病的治疗着重在"以痛为腧"，就是取病痛所在的部位施治。

一般情况下，疼痛点的寻找并不困难，但要解除疼痛并非易事。一指禅推拿使用"三点取中"的痛点定位方法，再施用相应治疗手法使之减轻或消除。

所谓三点，是指某一疼痛部位的上、中、下或左、中、右三点。寻找时先以一拇指的指腹为触摸面，轻压疼痛部位，如肌肉丰厚处则可加力深压，以最敏感的一点为中点，以此外延，在压痛最轻的边缘处寻找出上、下或左、右两点。这两点与中点的距离不一定是相等的。

急性的经筋病症，多因跌扑闪错致"骨错缝，筋出槽"血瘀肿痛，疼痛中心特别敏感，拇指触摸时多表现为"惊痛"，上、下、左、右点的界限比较明显，不难确定。这时的一指禅推拿手法治疗以推摩、点按为主，多不在疼痛中心点施用，而是在外围的上、下、左、右点，甚至再远的点进行，以促使瘀血离散，疼痛减缓，同时再据病症的不同给予或整骨复位，或理顺筋脉，甚者还可配合施用方药外敷、内服治疗。

慢性的经筋病症，多为营卫亏虚，筋脉无以濡养，加以寒侵，或湿阻，或津伤等，所见疼痛多为刺痛、酸痛、隐痛。其疼痛范围相对较大或分散，可为多点，但仔细触摸还是能确定出压痛的中点及其上、下、左、右分界的点。明确了点位后施一指禅手法时，和急性经筋病症正好相反，即围绕疼痛中心点而展开，是谓"以痛为腧"。这个"腧"，是为气滞血瘀之处，而非精气传输之所。因此，所用推拿手法，因症而选一指禅推、点、按、拨、揉、摇等，病在肌肤宜轻柔，症在筋骨则重施，大开大走，以行气、化瘀、散寒、养津来调和营卫、疏通经脉，则痛症得解。

第二节　识腧穴

一指禅推拿要求指下识穴，推要走在穴位上，点要定准穴位，拿捏要捏准穴位，才能做到事半功倍。

腧穴，是人体脏腑经络气血输注出入的特殊部位。它不是孤立于体表的点，而是与内部组织器官有密切联系的、互相输通的特定部位。"输通"是双向的。一是从内通向外，反映疾病；一是从外通向内，接受刺激，治疗疾病。

推拿过程需要"摸"到穴位，就是先按压寻找穴位；手法运转中，尤其一指禅推的行进中还要具有走穴的能力，这也就是识穴。

如何在体表确定一个腧穴？《备急千金要方》中记述腧穴多在"肌肉纹理、节解缝会，宛陷之中，及以手按之，病者快然"。这段话指出了腧穴的一般特性，一是其位置多数在肌肉和骨节的空隙所构成的凹陷处；二是按压这些部位常有特别敏感或舒快感。这里所说的肌肉和骨节就成为体表摸定腧穴的主要标志，可作为取穴的基准，一般叫作肌性标志和骨性标志。《灵枢·骨度》就以这些体表标志为依据，测量全身各部位长度和宽度，称为"骨度"。后来人们在"骨度"的基础上又发展了折寸比量法而用于腧穴的定位。

推拿识穴就是在体表骨节的边缘或是肌肉的间隙确定穴位，同时在动态中寻求最敏感的位置。一指禅推在动作过程中，利用摆动判断前后左右四边的位置，感觉指下与骨性标志、肌性标志的距离，调整到位后吸定以实施操作治疗。推拿早期发展由于以口传为主，记载文字常有出入，临证时更多强调患者的酸痛感觉，也就形成了具有推拿实用性的穴名、定位和治疗范围。

推拿在动态状态下能够搜索穴位，称为"指下识穴"。一指禅推拿的手法操作，一般都是从病位局部的某一点开始。这个点不一定是穴位或是痛点，而往往是穴位或痛点周边的某一点，这和针灸有很大的不同。操作片刻后，患者接受手法信息，身体处于安静、平复状态，手法开始移动。当手法移动至所需的穴位或痛点，手法频率应增速，使力充分释放，压力下行。此谓在"紧推慢移"中走经识穴、指下识穴。

一指禅推拿非常重视对压痛点的辨识与施用，围绕痛点而展开手法治疗，这也就是《一指定禅》多处提出"近处见穴"的意义所在。患处压痛点是脏腑、经气郁结之所，通过推揉、点拨、按摩等手法的施用，可疏通经气，消除或减缓疼痛。

推拿手法刺激穴位，在于发挥治疗作用。一般说来，推拿腧穴的治疗作用多来源于经验总结，同时汲取针灸腧穴的治疗特性。同经腧穴则有共通性，而经与经之间又有若干联系，如三阴经和三阳经之间，阴阳表里经之间，如太阴与阳明、少阴与太阳、厥阴与少阳，以及阳经与督脉、阴经与任脉之间都存在共通性或一致性。十二经脉的阴脉与五脏、阳脉与六腑相联系，从而五脏病证以取阴经腧穴为主，六腑病证以取阳经腧穴为主。又督脉督率诸阳，任脉任受诸阴，说明任督对全身阴阳经脉均重要的治疗作用。推拿就是借助各腧穴主治症及其作用，实施有效的刺激，进而实现腧穴的治疗作用。《一指定禅·周身穴道》抄录 51 个穴位，腧穴排列顺序由头部前顶与后顶、脊背、下肢背侧等。

小儿推拿具有特定"穴位"，其特点不仅在肌肉纹理、结解缝会宛陷之中的点状，还有线状和面状，这些穴位多分布在头部和四肢，尤其是手部，并没有所谓归经属性，只有与脏腑、生理、功效、阴阳五行、形态比拟等相联系的命名。

以下腧穴描述重点在于手法运用技术与感应，至于其定位、主治范围、配穴等可从网络、腧穴学书籍、针灸类词典等诸多渠道检索获得，在此不再叙述。

头面躯干部穴位可分头面、颈项、背腰和胸腹各部，在此采取先督脉、任脉后其他经脉，先正中后两侧，先上后下排列，这样便于与各邻近部穴位相比较。腧穴的治疗范围，邻近部位也存在共通的主治特性。

头面躯干常用腧穴操作释例如下。

神庭（督脉）：推拿称之为天庭、天门。一指禅偏峰推，感局部酸胀。点法，向下并向后持续送力，感局部酸胀或向眼部放散。小儿推拿用直推法。

百会（督脉）：一指禅拇指揉，感局部胀痛。点法，向下并向后转持续缓缓送力，感局部酸胀或向两侧与头枕部放散。

风府（督脉）：推拿定位偏于枕骨下缘。稍抬头，点法，向前并向上缓缓送力，感局部胀痛或向枕部与两耳放散。

哑门（督脉）：推拿定位偏于枢椎棘突上缘。稍抬头，点按法，向前并向下缓缓送力，感枕后局部胀痛或向颈部、咽喉放散。

天柱（小儿推拿穴）：哑门至大椎穴，沿颈椎棘突直线。直推或擦法治疗发热、惊风，见皮肤潮红；按揉法治疗颈椎部僵硬、肩颈痛，感颈椎部酸痛并向内扩散。

大椎（督脉）：推拿定位偏于第7颈椎椎体棘突下缘或第1

胸椎棘突上缘。一指禅推法，感局部酸胀并有刺痛。点法，向前向上或向下缓推送力，感椎体酸痛或有沉重闷感。陶道至命门穴操作相同。

腰俞（督脉）：一指禅推法，感局部酸胀并有刺痛。点法，向前向下送力，感椎体酸痛或有肛门部酸麻感。

长强（督脉）：推拿称之为闾尾、龟尾、尾巴骨。定位在尾骨尖。点法，中指点向内上后钩送力，感局部酸痛或肛门部酸胀与收缩感。

印堂（督脉）：推拿称之为眉心。一指禅偏峰推，或沿额中线走至上星，感局部酸胀或额部热感。点按法，向后并向下缓慢送力，感局部酸胀或向鼻内放散。

山根（小儿推拿穴位）：双眼内眦之间，鼻梁低凹处。掐法、点揉治疗慢惊风、鼻塞，感局部酸痛。

素髎（督脉）：推拿称之为准头、鼻准。点法或掐法，间断向上鼻内送力，感局部酸胀痛或向鼻腔内放散，可使鼻腔通畅。

水沟（督脉）：推拿称之为人中。点法或掐法，切入上齿槽并斜上鼻中隔持续送力，感局部酸胀痛或向鼻腔内放散，强烈时可以出泪水。

承浆（任脉）：一指禅偏峰推，感局部酸胀。点法，切入下齿槽并向后持续送力，感局部酸胀或有下齿胀痛。

廉泉（任脉）：点法，拇指尖向前上送力，感痛或向舌部放散；拇指尖向后上送力，咽部紧迫感。

天突（任脉）：点法，拇指尖向下向胸骨切迹后缓缓送力，感局部酸胀，偏向下时胸骨后有气闷感，偏向后时咽部有紧迫感。

膻中（任脉）：推拿称之为璇玑、心演。一指禅掌背㨰法，感酸胀向附近扩散。点法，向后向下送力，感酸痛或向胸骨下端放散。

中脘（任脉）：推拿称之为胃脘。一指禅推法或一指禅掌背滚法，感酸胀向内扩散。点法，向内向上缓缓送力，感酸痛或向胸骨下端放散。上脘、建里、下脘穴操作相同。

水分（任脉）：一指禅推法，感酸胀向脐部扩散。点法，向脐内方向缓缓送力，感酸痛或向脐下放散，时有小便感。

神阙（任脉）：推拿称之为脐中、脐眼。一指禅揉法，向内下方向缓缓旋揉送力，感脐部酸痛，时有大、小便感。

气海（任脉）：推拿将气海与关元合称丹田。一指禅掌背滚法，感酸胀向周边扩散。点法，向后向下送力，感酸痛透向肛门部放散。石门至中极穴操作相同。

曲骨（任脉）：推拿取穴近耻骨联合上缘。点法，向下耻骨联合上与后缘送力，感耻骨酸痛或向肛门部放散。

率谷（足少阳胆经）：一指禅偏峰推，感局部酸胀。点法，向对侧并向前后滑动持续送力，感酸麻胀或向头部放散。曲鬓等穴相同。

完骨（足少阳胆经）：推拿称之为高骨。一指禅偏峰推，感酸胀。点法，向前与枕骨底部，感胀痛并有耳内闭气感。

天柱（小儿推拿穴位）：推拿沿颈椎棘突上下一条直线。一指禅推法，感酸胀。点法，向枢椎横突后缘并向上方送力，感酸痛扩散至咽喉。

风池（足少阳胆经）：一指禅拿法，以拇指与中指在两侧风池合力操作，向中向枕骨下缘持续提拿送力，感酸胀或向枕部放散。点法，以拇指与中指在两侧风池点法操作，向前并向上方送力，感酸痛透向枕部、后头部或眼球后胀。

头维（足阳明胃经）：推拿称之为龙角。一指禅偏峰推，或沿鬓角弧线走至悬厘，感局部酸胀。点法，向骨面并微向神庭滑动，感局部酸痛或向太阳穴放散。

悬颅（足少阳胆经）：推拿称之为虎角。一指禅偏峰推，或沿上颞线走至太阳穴，感局部酸胀。点法，向骨缝并微向下滑动，酸痛明显或向头部放散。颔厌、悬厘等穴操作相同。

阳白（足少阳胆经）：推拿称之为坎宫。一指禅偏峰推，感局部酸胀。拇指按法，向骨面并向下微送力，感额部酸胀痛或向眼眶放散。小儿推拿分推，名"分阴阳"。

攒竹（足太阳膀胱经）：小儿推拿定位在神庭至印堂连线。一指禅偏峰推，感眼眶内缘酸胀。点法，向眶上切迹内缘送力，酸痛明显或向眼眶放散。

睛明（足太阳膀胱经）：闭眼，一指禅偏峰推，感局部酸胀并有黑圈闪光感。点法，以拇指、食指夹点两侧睛明穴，指尖切向泪骨，两侧对夹微向上送力，感局部胀痛。

瞳子髎（足少阳胆经）：一指禅偏峰推，或沿下颞线走至太阳穴，感局部酸胀。点法，向骨缘内后并向上缓缓送力，感局部酸痛或头部放散。

太阳（奇穴）：一指禅偏峰推，或沿上颞线走至率谷穴，感局部酸胀。点法或指按法，向骨面并向后上缓缓送力，胀痛明显或头部放散。可双手在两侧太阳穴同时操作。

承泣（足阳明胃经）：点法，向眶下缘内下缓缓送力，感眼眶局部胀痛。

四白（足阳明胃经）：一指禅偏峰推，或沿颧骨下缘走至下关穴，感面部酸胀。中指点法，眶下孔向斜上眼内眦方向缓缓送力，感局部胀痛或眼球后放散。

迎香（手阳明大肠经）：推拿称之为井灶、宝瓶。一指禅偏峰推或沿鼻翼缘走至鼻通穴，感局部酸胀或鼻内通气感。中指点法，斜向鼻中隔持续送力，感局部酸胀痛或向上齿龈放散。

地仓（足阳明胃经）：一指禅偏峰推，或沿咬肌前缘走至大迎、颊车穴，感局部疏松。捏法，拇指在地仓、食指在外侧的咬肌内缘，两指相捏微上提，感酸胀或向下齿龈放散。

颊车（足阳明胃经）：推拿称之为牙关。一指禅偏峰推，或沿足阳明经走至承浆穴，感咬肌酸胀。点法，直向咬肌中并斜向耳垂方向稍滑动送力，感酸胀痛或向上齿龈放散；如向大迎穴方向送力，感酸痛向下牙龈放散。

大迎（足阳明胃经）：一指禅偏峰推，或沿足阳明经走至承浆穴，感酸胀。点法，向下颌骨并向后咬肌缘持续送力，感酸痛扩散至下齿龈与颞颌关节。

下关（足阳明胃经）：一指禅偏峰推，或沿足阳明经走至颊车穴，感咬肌酸胀。点法，向颧弓下缘并向下颌骨髁状突之前方持续送力，感局部酸痛或下颌部放散。颧髎穴操作相同。

耳门（手少阳三焦经）：推拿称之为风门。一指禅偏峰推，或向下走至听会穴，感下颌关节酸胀。点法，切向下颌关节后缘并向下缓缓送力，感局部胀痛或下颌部放散。听宫、听会穴操作相同。

瘈脉（手少阳三焦经）：点法或拇指按法，向骨面并向下滑动送力，酸痛明显或向耳内放散。

翳风（手少阳三焦经）：一指禅偏峰推，感酸胀或向耳底放散。点法，切向耳后凹陷中并向耳内缓缓送力，感酸痛或耳内轰鸣。

人迎（足阳明胃经）：推拿称之为桥弓，沿胸锁乳突肌成一线。一指禅拿法，以拇指与中指轻按在两侧人迎穴，向甲状软骨侧缘并向上弧形缓缓滑动提拿，感喉部闭塞。抹法，感咽喉部逼迫。

扶突（手阳明大肠经）：点法或拇指按法，向颈椎横突后缘并向后方缓缓送力，感局部酸痛或向喉部、枕部放散。天鼎穴操作相同。

大杼（足太阳膀胱经）：一指禅推法，或走向风门、曲垣、肩外俞，形成△形走位，感酸胀。点法，向前并向大椎穴方向持续送力，感局部酸痛或向颈椎放散。风门穴操作相同。

肺俞（足太阳膀胱经）：一指禅推法，或走向大杼、曲垣，形成△形走位，感酸胀。点法，向前并向椎体方向持续送力，感局部酸痛或向胸后壁放散。厥阴俞至胆俞操作相同。

脾俞（足太阳膀胱经）：一指禅推法，或沿足太阳经走至肾俞，形成直线往复，感酸胀。点法，向前并上下缓缓滑动送力，感局部酸痛或向腰部放散。胃俞、三焦俞操作相同。

肾俞（足太阳膀胱经）：一指禅推法，或沿足太阳经走至关元俞，形成直线往复，感酸胀或向腰侧扩散。点法或点颤，向前并斜向脊柱侧持续送力，感局部酸痛或向腰腹放散。气海俞至关元俞操作相同。掌根按法，向前并向内上缓缓送力，感酸胀向腰部放散或有向腹部穿透感。

小肠俞（足太阳膀胱经）：一指禅推法，或沿足太阳经走至白环俞，形成直线往复，感酸胀或向腹部扩散。点法，向前并向下持续送力，感腰骶酸痛或向盆骶放散。膀胱俞至白环俞操作相同。

上髎（足太阳膀胱经）：一指禅推法，或沿足太阳经走至下髎或白环俞，形成直线往复，感酸胀并向小腹扩散。点法，向前并上下缓缓滑动送力，感局部酸痛或向臀部放散。中髎至下髎穴操作相同。

会阳（足太阳膀胱经）：点法或点揉，向尾骨侧缘送力，感局部酸痛或肛部放散，肛门收缩感。

附分（足太阳膀胱经）：一指禅推法，或走向秉风、天宗，形成△形走位，感酸胀或向胸内扩散。点法，向前并向肩胛缘内方向持续送力，感局部酸痛或向胸后壁放散。魄户穴操作相同。

膏肓（足太阳膀胱经）：一指禅推法，或沿足太阳经走至膈关，形成直线往复，感酸胀或向胸内扩散。点法，向前并向肩胛缘内方向持续送力，感局部酸痛或向胸后壁放散。神堂至膈关操作相同。拿法，所谓"拿板筋"，将上肢背屈松弛肩胛部，以拇指与其余四指配合夹拿肩胛内侧的竖脊肌并向后提拉。

胃仓（足太阳膀胱经）：一指禅推法，或走至魂门、志室，形成直线往复，感酸胀或向腰内扩散。点法，向前并向上持续送力，感局部酸痛或向腰内放散。魂门至意舍、肓门穴操作相同。

志室（足太阳膀胱经）：一指禅推法，或走至小肠俞，形成直线往复，感酸胀或向腰内扩散。点法，向中并向上持续送力，感局部酸痛或向腰内放散。

秩边（足太阳膀胱经）：一指禅推法，或走至臀中、环跳，形成直线往复，感酸胀向臀部扩散。点法或点颤，向前并向髂骨面持续送力，酸痛明显并向臀部或下肢放散。臀中、环跳穴操作相同。

肩井（足少阳胆经）：推拿定位在斜方肌前缘，指力向后下探索，有幽深如井之意。一指禅推法，或走向巨骨穴，形成直线往复，感酸胀向肩胛、上臂扩散。点法，沿斜方肌前缘向大椎穴方向持续送力，酸胀明显并向颈背部放散。拿法，酸胀向肩背及上肢放散。

巨骨（手阳明大肠经）：一指禅推法，或走至天髎、肩井穴，形成△形，感酸胀向肩胛、上臂扩散。点法，向外侧并向锁骨肩峰端后缘持续送力，酸痛明显并向肩部放散。

天髎（手少阳三焦经）：一指禅推法，或走至巨骨穴，形成直线往复，感酸胀向肩胛扩散。点法，向前下方或向秉风穴方向持续送力，局部酸痛并向肩部放散。

肩中俞（手太阳小肠经）：一指禅推法，或走至曲垣、肩井穴，形成△形，感肩颈酸胀。点法，向大椎深部并上下滑动送力，感肩颈部酸麻。肩外俞穴操作相同。

曲垣（手太阳小肠经）：一指禅推法，或走至肩中俞、肩井，形成△形，感酸胀或向胸背扩散。点法，沿肩胛冈向骨缘持续送力，感酸痛或向肩背部放散。秉风穴操作相同。

天宗（手太阳小肠经）：一指禅推法，或走至秉风、臑俞，形成△形，感肩胛部酸胀或向肩背扩散。点法，向冈下窝并向上向内缓缓送力，酸痛明显并向腋侧放散，可使上肢无力。

臑俞（手太阳小肠经）：一指禅推法，或走至秉风、天宗，形成△形，感肩臂酸胀。点法，向前并向肱骨后持续送力，感酸胀向上臂放散；或向肩胛骨盂下结节方向，感肩关节酸痛或扩散至胸廓。

缺盆（足阳明胃经）：点法，向后下送力，感颈肩酸痛；向锁骨上窝中点下送力，感酸麻或向上肢放散，有气闷感。此穴操作手法刺激量宜轻，重则闷气。

俞府（足少阴肾经）：点法或中指揉法，向锁骨下缘缓缓送力，感胀痛并向胸部放散。气户、或中至步廊穴操作相同。多以胸骨两侧穴位同时操作。

幽门（足少阴肾经）：中指揉法，感局部酸痛。点法，向肋缘缓缓送力，感胀痛并向胃部放散。左右两穴可以同时操作。

肓俞（足少阴肾经）：捏法，感局部酸痛或向腹内放散。与脐中穴同时操作。

横骨（足少阴肾经）：推拿定位在骨上缘。点法，向耻骨缘内下送力，感局部胀痛或向肛部放散。归来、气冲穴操作相同。

库房（足阳明胃经）：中指揉法，感局部酸痛或向胸内扩散。屋翳、膺窗、乳根、天池穴操作相同。

天枢（足阳明胃经）：点法，随着呼吸向腹深部点压，感腹直肌胀痛或肛门坠胀。水道、大横、腹结操作相同。亦可施拿捏法，同小儿推拿的"捏肚角"。

中府（手太阴肺经）：一指禅偏峰推法，或沿锁骨下缘走至俞府，感局部酸胀。点法，沿肋骨向后并向内侧缓缓送力，感酸痛并向胸部放散。周荣至食窦操作相同。

渊腋（足少阳胆经）：点法，向内并向后滑动送力，感酸痛并胸部放散。辄筋、大包穴操作相同。

期门（足厥阴肝经）：一指禅推法，或沿肋骨下缘走至章门，感局部酸胀。点法，向肋骨面并向内滑动缓缓送力，感胁肋胀痛并胸部放散。日月、章门穴操作相同。

带脉（足少阳胆经）：一指禅推法，或走至维道，感局部酸胀。点法，向髂骨缘送力，感酸麻向下腹部放散。五枢、维道穴操作相同。

居髎（足少阳胆经）：一指禅推法，或走至环跳穴，感臀部酸胀。点法，向髂骨翼面持续送力，感酸痛向股外侧放散。

四肢部腧穴，临床上最常用，尤其是五输穴在临床应用十分广泛。

手三阴经、三阳经上肢常用腧穴操作释例如下。

天府（手太阴肺经）：点法，直向肱骨面，感局部酸胀或上下放散。

尺泽（手太阴肺经）：推拿取穴偏于肘窝外侧。一指禅推法，或走至孔最穴，感局部酸胀。点法，向肘窝外侧内并向下缓缓送力，感酸麻向下方放散。

孔最（手太阴肺经）：推拿取穴以肺经前臂中段酸痛点为准。一指禅推法，感局部酸胀并有酸麻感向太渊穴放散。点法，向桡骨内缘并微向上送力，酸痛向深部与酸麻感太渊穴放散。

列缺（手太阴肺经）：推拿称之为仙手。取穴偏于桡骨茎突前缘。拇指搓法，使手下垂向尺侧微屈，感酸胀透向腕部。点法，沿桡骨茎突前缘向上滑向手太阴经送力，局部酸痛感或向腕部放散。

太渊（手太阴肺经）：推拿取穴桡骨茎突内缘，桡动脉桡侧。点法或掐法，以拇指指甲切入并微向腕部送力，局部酸痛感扩散至腕部。

鱼际（手太阴肺经）：推拿称之为板门，定位在第1掌骨掌侧散络中，令拇指外展撑开操作。一指禅推法，感觉局部酸胀。点法，向第1掌骨内缘并向掌骨底送力，感酸痛麻或透向合谷。

胃经（小儿推拿穴位）：拇指掌面桡侧缘至大鱼际一线。直推或按揉治疗胃胀、呕吐，感局部酸痛。

少商（手太阴肺经）：掐法，以拇指指甲掐入并微向上送力，局部痛感或向上放散，常与拇指爪甲尺侧角的"老商"穴同时对掐。又，一指禅推拿称拇指指间关节桡侧缘上下凹陷处为"一焦"穴，均用拇指与食指合力对掐，可治小儿惊风。推拿统称甲角旁穴为"五指爪甲"，"五指爪甲"以及商阳、少冲、少泽等穴操作相同。

五经（小儿推拿穴位）：手部五指端螺纹面，从拇指至小指分别为脾、肝、心、肺、肾经。小儿推拿有运五经，操作以来回直推，或旋推，或揉掐；成人以一指禅推法，称"推五指经"。《按摩经》认为，五经"动脏腑之气"，治疗腹胀气、上下气血不和、四肢抽掣、寒热往来等。

曲泽（手厥阴心包经）：推拿称之为洪池。一指禅推法，感肘后部酸胀。点法，向肱骨滑车并上下滑动送力，酸麻感向肘部与手指放散。

郄门（手厥阴心包经）：一指禅推法，或沿手厥阴经走至内关，感局部酸胀。点法，向尺桡骨间隙并向上送力，酸麻感向深部与肘部放散。

间使（手厥阴心包经）：一指禅推法，或沿手厥阴经走至内关，感局部酸胀。点法，向尺桡骨间隙并向腕关节方向送力，酸胀麻感向深部与手部放散。

内关（手厥阴心包经）：一指禅推法，或沿手厥阴经走至大陵，感局部酸胀。点法，向尺桡骨间隙并向大陵送力，酸胀麻感向腕部与劳宫放散。

大陵（手厥阴心包经）：推拿称之为总筋。一指禅推法，向上或走至内关，感局部酸胀。点法，向下尺桡关节间隙并向上送力，感酸麻向掌心放散。

大横纹（小儿推拿穴位）：手掌腕横纹。分推或掐法治疗呕吐，感局部温热。

小天心（小儿推拿穴位）：在手掌大小鱼际相交处，总筋在上，坎宫在下。按揉或掐法治疗夜啼、小儿惊风，感腕部酸胀。一指禅推法或偏峰推，感局部酸痛。

劳宫（手厥阴心包经）：一指禅推法，或向上推至小天心，感局部酸胀。

内八卦（小儿推拿穴位）：劳宫四周一圈，按方位由离至坎再回离，走一圈。运八卦治疗胸闷多痰、胃胀、饮食无味，感局部刺痒；一指禅推内八卦治疗手麻、烦躁。

极泉（手少阴心经）：拇指或中指点按（拇指点时，患肢上举；中指点时，患肢下垂），感局部胀痛或酸麻感向肘部放散。

少海（手少阴心经）：一指禅推法，感肘后与前臂部酸胀。点法，向肱骨内上髁并向下滑动送力，感酸麻向肘部与手小指放散。

神门（手少阴心经）：点法或掐法，尺侧屈腕肌腱之桡侧，以拇指指甲切入并向三角骨送力，局部酸痛感扩散至腕部。灵道至阴郄穴操作相同。

少府（手少阴心经）：一指禅推法，感手部尺侧酸胀。点法，向第4、5掌骨间并向掌骨关节缓缓滑动送力，感酸麻向手小指放散。

四缝（奇穴）：小儿推拿称之为四横纹，即掌面食指、中指、无名指、小指第二节横纹。点揉或掐法治疗腹痛、咳喘、消化不良，感局部疼痛。

六腑（小儿推拿穴位）：前臂尺侧缘，腕关节横纹神门穴至肘关节横纹少海穴的连线。小儿推拿以直推或揉法治疗发热、汗多；成人以一指禅正推或旁推，感前臂麻木或温热。

肩髃（手阳明大肠经）：一指禅推法，或走向臂臑或肩髎，感觉酸胀。按揉法，以肩髃、肩髎、臑上三穴或肩髃、肩髎、肩贞三穴形成"一手三穴"，感觉局部酸麻或胀痛。点法，依骨缘向极泉方向着力，感觉酸痛或向臂部放散。

肘髎（手阳明大肠经）：一指禅推法，感酸胀或向肘内放散。点法，向肱骨前缘渐向上送力，感觉肘部胀痛或向上放散。

曲池（手阳明大肠经）：一指禅推法，或沿手阳明经走至手三里，形成直线往复，感酸胀。点法取穴在肱桡结合部，斜向肘尖并微向下送力，感酸麻感向前臂及手指放散。

手三里（手阳明大肠经）：一指禅推法，感局部酸胀或向肘部扩散。点法，斜向桡骨内缘并微向上送力，感觉酸麻感向上臂扩散，上肢沉重无力。

阳溪（手阳明大肠经）：一指禅推法，感腕部酸胀。点法，向桡骨茎突内缘并微向上送力，感酸痛扩散，手腕沉重无力。

三关（小儿推拿穴位）：又称大三关。前臂桡侧缘，阳池穴至曲池穴的连线。小儿推拿以直推或揉法治疗发热、恶寒、无汗，感前臂热痛。成人在腕背横纹至曲池的连线，以一指禅正推或旁推，感前臂麻木或温热。

合谷（手阳明大肠经）：推拿称之为虎口，定位在偏于第2掌骨上1/3段。一指禅推法，一般多推向腕部，感酸胀。点法，向第2掌骨内缘并微向劳宫送力，感酸麻痛扩散至手掌；或向上送力，酸痛向前臂放散，手臂沉重无力。

臑会（手少阳三焦经）：一指禅大鱼际揉法，走向消泺穴，感臂部酸胀。点法，向肱骨并微向上送力，感酸麻扩散至前臂，手臂沉重无力。

天井（手少阳三焦经）：一指禅推法，感肘部酸胀。点法，向鹰嘴窝并微向上送力，感酸麻扩散至肘窝中，手臂沉重无力。

支沟（手少阳三焦经）：一指禅推法，向下尺桡关节，感局部酸胀。点法，使手腕下垂，向尺桡骨间并向上送力，感酸麻向上方放散。

外关（手少阳三焦经）：一指禅推法，感局部酸胀。点法，偏尺骨缘定位，向内关深透并向腕送力，感酸麻向腕与手指放散。

阳池（手少阳三焦经）：一指禅推法，感第4掌骨酸胀。点法，向尺桡关节缝并微向上送力，感酸痛向腕部扩散；或向第4掌骨底送力，感觉酸痛向手指放散。

中渚（手少阳三焦经）：一指禅推法，感局部酸胀。点法，向第3、4掌骨间并微向上送力，酸麻感向深部与手指放散。

小海（手太阳小肠经）：点按，向尺骨鹰嘴与肱骨内上髁之间切入，感胀痛并麻电感向小指放散。

养老（手太阳小肠经）：一指禅推法，感局部酸胀。点法，向尺骨茎突的桡侧骨缝并微向上送力，感酸麻痛向肘后部放散。

腕骨（手太阳小肠经）：点法，切向第5掌骨后凹陷并钩骨送力，感酸胀并向腕部放散。

后溪（手太阳小肠经）：点法，切向第5掌骨小头前缘送力，感酸胀并向小指放散。

五指节（小儿推拿穴位）：手背第2节掌指关节横纹处。大鱼际㨰治疗手指麻木、半身不遂，感手部温热。

足三阴经、三阳经下肢常用腧穴操作释例如下。

箕门（足太阴脾经）：推拿定位在足太阴经大腿内侧中段酸痛点。一指禅推法，或沿足太阴经走至血海穴，感大腿部内侧酸胀。点法，向股骨深压送力，感局部酸痛或向下方放散。

血海（足太阴脾经）：推拿定位在股四头肌内侧头隆起处酸痛点。一指禅推法，感局部酸胀。点法，向股骨内上髁上缘送力，感酸痛明显或向膝部放散。

阴陵泉（足太阴脾经）：一指禅推法，或沿足太阴经走至地机穴，形成直线往复，感小腿内侧腓肠肌酸胀。点法，向胫骨内侧髁下缘并向上送力，感局部酸痛或向小腿放散。

地机（足太阴脾经）：一指禅推法，或沿足太阴经走至三阴交穴，形成直线往复，感小腿内侧酸胀。点法，向胫骨体后缘送力，感腓肠肌酸胀并有酸麻向小腿下方放散。

三阴交（足太阴脾经）：推拿定位于踝上8寸，胫骨后缘。一指禅推法，或沿足太阴经走至地机穴，形成直线往复，感小腿后侧酸胀或向足跟扩散。点法，向胫骨体后缘并向上方或下方送力，感局部酸痛及酸麻向下方或上方放散。

商丘（足太阴脾经）：点法，向胫骨内踝前缘送力，感酸痛扩散至踝关节。

公孙（足太阴脾经）：点法，向第1跖骨基底下缘并向前送力，感酸痛扩散至足底。太白穴操作相同。

隐白（足太阴脾经）：拇指掐法，向趾甲角上方轻送力，感局部刺痛。大敦穴操作相同。

急脉（足厥阴肝经）：点法，按向动脉并向下方滑动，感酸胀并向大腿内侧扩散。阴廉、五里穴操作相同。

曲泉（足厥阴肝经）：点法，向胫骨内侧髁切入送力，感酸痛扩散至膝关节。

膝关（足厥阴肝经）：一指禅推法，或沿足厥阴经走至蠡沟穴，形成直线往复，感小腿后侧酸胀或向足跟扩散。点法，向腓肠肌内侧头上部并向下方送力，感局部胀痛并扩散至腓肠肌。

中都（足厥阴肝经）：一指禅推法，或沿足厥阴经走至蠡沟穴，形成直线往复，感小腿后侧酸胀或向足跟扩散。点法，向胫骨后缘并向上方送力，感胀痛并扩散至小腿。

蠡沟（足厥阴肝经）：点法，向胫骨内侧近后缘骨面并向上方送力，感局部胀痛。

太冲（足厥阴肝经）：拇指揉法，感第1、2跖骨间酸胀。点法，向下并向跖骨间斜推送力，感酸痛明显扩散至足底。

行间（足厥阴肝经）：捏揉法，拇指与中指上下夹捏第1、2趾缝间的趾蹼，感酸胀，并有轻松欣悦感。内庭、侠溪、八风穴操作相同。

筑宾（足少阴肾经）：一指禅推法，或沿足少阴经走至复溜穴，感小腿后侧酸胀或向足腱扩散。点法，向腓肠肌腹下并向下方送力，感酸麻向小腿下方放散。

复溜（足少阴肾经）：一指禅推法，或沿足少阴经走至筑宾穴，感小腿后侧酸胀或向足腱扩散。点法，向胫骨后缘并向上方送力，酸麻感向腓肠肌放散；向下方送力，酸麻向足下放散。

照海（足少阴肾经穴）：点法，向距骨并向前方送力，感酸麻向足跟部放散。大钟穴操作相同。

太溪（足少阴肾经穴）：拿捏法，常与昆仑穴一起操作，拇指与中指夹捏并将跟腱向后提，感酸麻向足下放散。

然谷（足少阴肾经）：点法，向舟骨粗隆下凹陷并前后滑动送力，感足底酸胀。

涌泉（足少阴肾经）：推拿称脚心。点法，向足背并足趾方向推动送力，感足底酸胀。

髀关（足阳明胃经）：一指禅推法，或沿足阳明经走至梁丘穴，形成直线往复；或用滚法，感大腿前侧酸胀。点法，向股骨并向下方送力，感股四头肌酸麻向下方放散。伏兔、风市穴操作相同。

梁丘（足阳明胃经）：一指禅推法，或沿足阳明经走至伏兔穴，形成直线往复；或用滚法，感大腿前外侧酸胀。点法，向股骨外上髁上缘送力，感酸麻向膝部放散。常与血海穴一起做按揉。

犊鼻（足阳明胃经）：按揉，在髌韧带两侧凹陷，感酸胀扩散至膝关节。

足三里（足阳明胃经）：推拿定位在胫骨粗隆下缘外侧，足背屈时胫骨前肌隆起最高位，所谓"举足取之"；针刺取穴在胫骨前肌与趾长伸肌之间。一指禅推法，走至下巨虚穴，或用大鱼际滚法，感小腿前外侧酸胀。点按法，嘱小腿放松，向胫骨面并向下送力，感酸麻向足背部放散。上巨虚、条口、下巨虚穴操作相同。

丰隆（足阳明胃经）：一指禅推法，或用大鱼际滚法，感小腿前外侧酸胀。点法，向腓骨并向下送力，感酸麻向足部放散。

解溪（足阳明胃经）：推拿称鞋带。点法，切入𧿹长伸肌腱与趾长伸肌腱之间，斜向跟骨方向送力，感酸麻扩散至踝部。

冲阳（足阳明胃经）：点法，切入第2、3跖骨底，斜向后方送力，感酸麻扩散至足底部。足临泣穴操作相同。

陷谷（足阳明胃经）：点法，切入第2、3跖骨间，向前方送力，感酸胀扩散至足底部。

环跳（足少阳胆经）：推拿称之为转子骨。一指禅推法，或沿足少阳经走至秩边穴，或用㨰法，感臀部酸胀。点法，向坐骨神经干并向尾骶方向送力，常点颤与点揉结合，感酸麻向足部放散。

膝阳关（足少阳胆经）：一指禅推法，或沿足少阳经走至风市穴，感酸胀扩散至膝部。点法，向股骨外上髁并向下方送力，感酸胀向膝前髌韧带放散。

阳陵泉（足少阳胆经）：一指禅推法，或沿足少阳经走至光明穴，感小腿外侧酸胀。点法取穴在腓骨小头后缘，向腓骨小头后缘内侧并向下方送力，感酸麻向小腿内放散。

外丘（足少阳胆经）：一指禅推法，或沿足少阳经走至悬钟穴，感小腿外侧酸胀向足背。点法，向腓骨前缘并向下方送力，感酸麻向足背放散。光明穴操作相同。

悬钟（足少阳胆经）：一指禅推法，感小腿酸胀。点法，向腓骨后缘并向下方送力，感酸麻向足跟放散。

丘墟（足少阳胆经）：点法，切向距跟关节间并向下方送力，感酸胀扩散至足跟中。

承扶（足太阳膀胱经）：一指禅推法，或沿足太阳经走至殷门穴，形成直线往复，感大腿后侧酸胀。点法，向坐骨棘并向下方送力，感酸胀向腿后放散。

殷门（足太阳膀胱经）：一指禅推法，或沿足太阳经走至委中穴，形成直线往复，感大腿后侧至膝关节酸胀。点法，向股骨深压送力，感酸麻胀向足部放散。

委中（足太阳膀胱经）一指禅推法，或沿足太阳经走至合阳穴，形成直线往复，感膝关节酸胀。点法，向腘窝横纹中央向下送力，感酸麻胀向下方放散。

委阳（足太阳膀胱经）：一指禅推法，或沿足太阳经走至承山穴，形成直线往复，感膝关节酸胀。点法，向股二头肌腱并向下送力，感酸麻向下方放散。

合阳（足太阳膀胱经）：一指禅推法，或沿足太阳经走至承山穴，形成直线往复，感腓肠肌酸胀。点法，向腓肠肌二头间并向下送力，感酸麻向下方放散。

承筋（足太阳膀胱经）：一指禅推法，或沿足太阳经走至承山穴，形成直线往复，感腓肠肌酸痛，有欣悦感。点法，向腓肠肌腹中并向下送力，感跟腱酸麻向下方放散。

承山（足太阳膀胱经）：推拿称之为腿肚子。一指禅推法，或沿足太阳经走至委中穴，形成直线往复，感腓肠肌酸胀。点法，向腓肠肌腹中并向上下滑动送力，感跟腱酸胀向小腿放散。

昆仑（足太阳膀胱经）：拿捏法，常与太溪穴一起操作，拇指与中指夹捏并将跟腱向后提，感胀痛向足跟放散。

申脉（足太阳膀胱经）：点法，切入外踝下凹陷的骨缝中，向对侧方向送力，感酸痛扩散至足跟部。

京骨（足太阳膀胱经）：点法，向第5跖骨粗隆下并稍向后方送力，感胀痛扩散至足底。

第三节　摸筋骨

推拿医生需要练就一手摸筋骨的本领。

"摸"属于《一指定禅》记载的早期手法之一，兼有诊察与治疗双重术式。"摸筋骨"的部位主要在脊柱与四肢。诊断病情时，摸筋骨属于按诊，主要是用中指按在脊柱棘突上，食指与无名指在两侧，从上至下滑动下拉，行进过程中检测棘突的高低与左右偏离情况，当发现某一个棘突出现异常时，再进一步对这一节椎骨异常情况做按诊，明确位置与形态变化、压痛情况、反应范围等，从而对椎骨的状况能够了然在心，制订相应的治疗手法，实施针对性的治疗。这种按诊方式由三指形成三点，滑行形成三条直线，可以进行动态比较，分辨病变骨节的具体形态。摸四肢，在于肌肉与骨骼，重点分辨肌肉张力、牵伸，筋的粗细及骨的痛点，同时制订相适应的手法治疗方案。治疗时摸筋骨于推按手法，无论是摸索后手法治疗，还是手法操作后再按摸，或交替进行或合二为一，二者浑然一体，展现出一指禅推拿的独特魅力。

另外，一指禅推拿入手前，总是要在推拿巾上面"撸"过施术的线路，或者先触摸了解施术部位的筋骨，这也是"摸筋骨"范畴。摸清患者身体胖瘦程度，皮下筋骨高低、软硬，是否有肿块、结节、破溃等，感觉皮肤温度及酸痛适应程度，即所谓"筋骨之强弱，肌肉之坚脆，皮肤之厚薄，腠理之疏密，各不同"，这是推拿治疗前必须掌握的情况。

第四节　施补泻

推拿的补泻主要是通过手法刺激实现的，手指之下能够感知血气盈亏、运行虚实。

一指禅推拿治疗疾病时，遵循补虚泻实原则，以此原则指导临床操作。运用推拿手法可改善虚弱的机能或抑制亢进的机能。如一指禅推中脘、天枢、足三里等穴时，有增强胃肠蠕动和改善吸收的作用；施术于气海、关元、肾俞等穴位时，有强壮身体和缓解疲劳的效果；施术于胃俞、大肠俞、下巨虚等穴时，有缓解胃肠痉挛和减弱胃肠蠕动的作用；施术于百会、上星、太冲、行间等穴时，有抑制精神兴奋和烦躁的作用。这些作用本质上达到了"补"或"泻"的效果。

目前，对补泻手法的普遍认识为：轻推为补，重推为泻；顺推为补，逆推为泻等。可是，施用多少的力是为轻推，多大的劲是为重推呢？这方面的论述就很难给予明确或可操作性的答案。因为推拿手法轻重的实施，基本都是由施术者的个人主观感觉来实现的，这种感觉的"随意性"导致施术者很难将准确而又行之有效的定性传授给他人并能够达到"补泻"目标，这也是说明为什么推拿专著中至今缺少有关补泻手法方面令人信服的论述的原因。

如何解读"轻推为补，重推为泻"？

"轻推为补，重推为泻"中的推，不应是单指一个推法，可理解为广义的推拿手法。治疗病症，不可能从头至尾只用一个推法，一定会有其他手法的共同参与。所以，这里的轻重，对其他手法的操作同样具有指导意义。

有种观点认为，推、摩、揉等属轻手法，点、按、压等属于重手法。这种认识不全面。使用这类手法，是容易得到轻、重不同的刺激感应。但这不是绝对的，轻手法同样能得到较大的刺激反应，重手法也能取得小的刺激效果。此外，这还和所施力的大小、深浅，接受者的身体反应等有关。因此，无论使用何种手法，具体操作时都应把控好力的大小、方向、深浅等，综合考察"量"的问题。

推拿手法操作时按所产生的刺激量大小，常常是被分为轻、中、重三个等级。这三个等级又如何界定呢？中医"四诊"中的"切诊"，无论是切脉的举、寻、按，还是查体的触、摸、按，都很明确地阐明了轻、中、重的区别与标准。切脉时，指力按在皮肤上为举，又叫轻取；重力按至筋骨间为按，又叫重取；不轻不重，介于二者之间，委曲求之为寻，是为中取。一指禅推拿手法操作时，完全借鉴了这一标准，只是在手法过程中不是求脉象，而是寻力感，换言之即是推在皮肤者为轻，推在筋骨间为重。切脉与推拿手法，二者好像相距甚远，但无论从诊察感知的需要还是治疗力度的释放，其技术要求是一致的。

　　手法操作中又如何界定"轻"的含义呢？推拿手法使出的力不像切脉那样轻浅，真正如切脉那样在皮肤上操作的轻手法很少，如抹法等，也只是在颜面部或小儿体表会用到。大部分的"轻"手法所产生的力，可能是属于"中"。因此，"轻推为补"中的轻，应包括了许多属于中等刺激量的推拿手法，它们在脏腑病证中"补"的功用比重极大。

　　轻、重手法的实际操作，还在于感受力与气的对应效果。实际的轻手法不仅是在皮肤上的操作，更多的是在皮肤与筋骨之间的寻。这个"寻"，对一指禅推拿手法极具指导意义。"寻"，在切诊时是寻找，即寻找、调节最适当的指力，找到最正确的脉象；而在一指禅推拿手法操作时，"寻"是"寻气"。《标幽赋》说："气之至也，如鱼吞钩饵之沉浮；气未至也，如闲处幽堂之深邃。"此语是为针灸时针下得气与否的描述，但同样适用于指导推拿手法的操作。临床施用推拿手法时，尤其是在"中层"，指下有实在的得气感时，这时最易控制继续施力的大小，效果也最好；再下可至"筋骨间"，是谓重推；上提可移至"皮肤",是谓轻推。如果手法操作时,指下松空,如刺豆腐状,未获得气感,即使完成治疗,其收效也甚微,更谈不上什么补与泻了。

实现补虚泻实的目的,要利用好经络、五指经与腧穴、手法诸补泻。

其一,在手法运用于经络方面,以往多数认为顺着经脉循行方向操作为补,逆着经脉循行方向为泻。这是抄袭针灸补泻理论,针刺方向所谓"顺经为补,逆经为泻",经络的顺逆,往往只是反映在四肢部位,头面躯干不能直接对应顺逆关系。推拿强调通过调整经络气血的顺逆,从而产生补虚泻实的效果。如补肺经,从孔最推向尺泽;泻胃经,从足三里推向下巨虚。一指禅推拿的"循经走气",无论是四肢还是头面躯干,均以"向心为补,离心为泻"为原则,这里的"心"是指以脏器为"心轴",手法运行由经络向脏器为补,远离脏器为泻。如腹部肝经向肝脏方向为补,头部胆经向上向外为泻,形成疏厥阴之气、抑少阳之风的操作。同样,推气海至关元、肾俞至关元俞、太溪至三阴交,均为补益肾气的操作,向着睾丸、卵巢的方向,所谓补益精元"外肾"。这与针刺时"顺经为补,逆经为泻"的理论是不同的。

其二,五指经与腧穴补泻。五指经,又称"五经",在五指指端螺纹处,从拇指至小指分别有脾、肝、心、肺、肾,一指禅操作时以轻重、顺逆或配五行生克实施补泻,如轻推心脾,为补益心脾,治疗失眠症;重推肺肾,为清肺滋肾,治疗咳喘。十四经腧穴的补泻运用与"五指经"的操作基本相同,只是在腧穴配伍方面依据腧穴主治、特性、所属脉气所发或特定穴等,形成配穴组方加上手法因素,完成补泻操作。如补中脘、泻天枢与胃俞、补足三里、泻公孙，组成治疗胃消化不良的配方。

其三，手法补泻。就手法刺激强度而论，轻刺激为补，重刺激为泻，如"轻揉为补，重揉为泻"。就手法频率快慢而论，频率快的手法为泻，频率慢的手法为补，如"急摩为泻，缓摩为补"。就手法旋转方向而论，顺时针方向为补，逆时针方向为泻，如"顺运为补，逆运为泻"。

手法补泻的概念，多数源于小儿推拿，延续到成人推拿后，基本出发点为刺激量的大小，即针对机体的不足或有余，给予合适的刺激量，激发机体本身的调节机能。临床上需要结合患者的体质状况和病证表现，在明辨虚实状态的基础上，确定具体的补泻法则，从而指导手法的实施。

判断人体的机能状态，古人主要将证候转变与脉象作为观察要素，同时也作为补泻效果的客观指标。推拿临床只是将证候转变作为"补泻"的目标。由于疾病的发展受多种因素的影响，虚证和实证在一定条件下还会相互并见、相互转化。对于这种错综复杂、变化多端的情况，推拿医生必须注意手法运用应随证改变操作方式，防止造成"补泻反则病益笃"的不良后果，或达不到预期的治疗效果。

第五章 功法基础

一指禅推拿特别重视体功锻炼和手法训练，要求学者勤练易筋经、八段锦、太极拳等功法，苦练手法基本功，以具备扎实的功夫与熟练的手法，这样才能在治疗时得心应手，手到病除。

黄汉如在《一指禅推拿说明书》中指出："一指禅，须先练外功，使两臂及十指骨节能柔屈如棉。更须练内功，调匀气息，使周身气力贯注于指顶，务使医者之指着于病者之身，其柔如棉。然极柔之中，又须济以至刚，含有一种弹力，虽隔重裘皆能按穴，贯腠理而直达症结。"说明一指禅推拿手法刚柔相济。一指禅推拿功法主要体现在拇指的运用能力上，拇指尖端、螺纹面、桡侧甲角、甲缘侧、指骨与掌骨侧缘都会在推运中充分发挥作用，而拇指尺侧缘则又用于"接手"的稳固手段。可以说，一指禅推拿的功力深浅，就在于一指。

第一节 指 力

指力，一般人都有一定的指部力量，但如果要求用一指之力作用于人体，并要渗（深）透到一定的部位，就不是一般的指力所能做到的了，若不经过专门系统的刻苦训练是不可能达到的。一指禅推拿对指部力量要求更高，如果没有很好的指力，则很难完成整个手法操作过程，更不能获得良好的疗效。

指峰、指腹或偏峰面施术于一定穴位，因其接触面积小，压强大，加上持续而有节奏的操作，在作用于施术对象身体各部与穴位时具有较强透力。因此，必须依靠功法训练，以使得功力与疗效相并行。

指力练习功法有坛子功、龙指功、一指禅功。指力增强后可以在练功袋上模拟，以增加手指的力量与适应推拿发力的方式。

一、坛子功

练习时，选择一特制小口、细颈、大肚子坛罐，口径约7cm，高约25cm。练习方法有如下2种。

1. **抓坛提拉** 取坐姿或站姿，或取马步蹲式，用"金龙手"（五指屈曲张开，五指尖收拢一齐着力）抓坛口，在身前做上下提拉动作，次数与强度根据练习者的耐力而定。练习一段时间后，随着指力的增强，感觉坛子越来越轻时，可往坛内装水，也可以装沙石或米，多少因人而异，调节坛子的重量。双手反复交替进行练习。

2. **抓坛翻腕** 取坐姿或马步蹲式，以一手"金龙手"抓坛口，提起后做腕关节内旋翻转动作，至坛身180度翻转，形成坛口朝下、坛底朝上。刚开始练习时可能会因指力、腕力不足而不能完全翻转，不宜勉强，尽力而为，逐步增加翻转角度，随着练习时间的推移，指力、腕力增强后就能做到多次翻腕练习。双手交替，反复练习。

二、龙指功

该功是五指或一指的静态练功法。双手以五指撑地，做直臂或屈臂的支撑，以次数与分组完成。该功法开始练习时会有一定难度，可以从指力练起，面对墙壁一臂距离站立，以指撑墙面，随着指力的增强与持续时间的延长而逐渐转为俯卧练习。在五指撑地练习过程中，可逐步减少支撑的手指数，直至一指。但这一目标不要强求，需要练习时间的积累，每个人的体质存在差异，认真练习就会有收获，目的在于增强指尖的承受力和敏感性。

三、一指禅功

该功是五指至一指的动态练功法。练习方法有以下 2 种。

1. **青龙探爪式**　运动方式与易筋经的青龙探爪基本相似，只是改为马步蹲式，练习手指的抓握力。

2. **一指禅龙撑式**　以普通俯卧撑姿势，做五指卧撑，逐渐达到拇指的一指卧撑，俯卧起身时抬头伸臂形成"龙抬头"。这样的练习是在龙指功的基础上增加了手臂的力量训练，并增强臂力与指力运用的协调性。

练功需要循序渐进，如果练习不当，易致伤筋动骨，会为日后事业的发展留下隐患。练习指力的同时，可以在特制的练功袋上结合一指功力的特有专项练习，具体练习方法参考练功袋与手法部分。

一指禅推拿的指力，不是表现在外形上的，外形见力属于拙力，而如风随影的力才属于功力。

施术者容易将力量看作与疗效直接相关，从而追求增强指力，由于指力练习不正确，动作不能协调，肩肘僵硬即消耗了指端的力量。长期力量使用不当，既伤了自己的双手或肩肘，也会伤及患者，同时操作过程中力量不能顺畅传递抵达操作面，实施效果被消减。感受力量的大小，还与受力面应接状况、接触面的压强大小、敏感程度和痛阈等因素有关。功夫在于能够将诸多综合因素有机结合在一起，达到势能的充分释放。故而，一指禅推拿十分注重功法锻炼，不仅要求学习者习练内功"易筋经"，还要求刻苦习练各种手法，达到"柔和、持久、深透、有力、均匀"的境界。

第二节 体 力

一指禅推拿在体力练习时，要求练习易筋经、八段锦、桩功等功法，其目的有二，即强身健体与体悟心法。前者容易理解，推拿工作需要一定的体力支持，手法最基本的要求就是"持久、有力"，没有好的体力是不能胜任这一项工作的。通过增强体质，提高肌肉力量以提升工作效率。增强肢体的力量、速度、耐力、灵敏性和柔韧性，使身体各个方面都得到协调发展。但仅仅只是肌肉力量可以有许多练习方法，为什么强调练习易筋经等功法呢？这还存在第二层目的，即需要增加体悟。一指禅推拿要求了解"熟力""懂力"，临证时从手"发力"，能做到"手随心转，法从手出"，这就需要通过功法日积月累。丁氏家族传承经验是练易筋经、八段锦、太极、少林拳功法。学习者可根据自己的喜好与条件来选择练习，不在于学得多，而在于学得精，即使只练一种也行。通过持之以恒的练习，掌握无形的内力，也就是武术拳法提倡的"熟力""听力""借力""化力"等，这些力看似绵柔无力，合成在推拿手法中可谓"无坚不摧"。

在规范的动作要领指导下，练习千遍、万遍方能"熟"，同时用心去感悟才能"懂"。通过功法入门，领会蓄积"精、气、神"的境界，体会意随气走，气推意进，无处不到。功法练习还能够自我导引健体。

易筋经，已经被认定为专业推拿医生必修的功法之一，可训练神、体、气三者一体，即将人的精神、形体、气息有机地结合起来，经过循序渐进、持之以恒的练习，有益于拉伸筋骨，体力、耐力、灵活性、敏感性都会提高，同时使得全身经脉气血得以调理，达到强身健体、防病治病、延年益寿的目的。

易筋经源自中国古代强壮筋骨的健身方法，在历史发展中不断增益演变，至明朝开始成熟并流传，少林武术采编用于健身练功。现存最早的抄本为明末著名书画收藏家梁清标（1620—1691）收藏的西谛本《易筋经义》。流传最早的图十二势《易筋经》刻本是清中期"来章氏辑本"《易筋经》，清朝江苏吴县人潘霨于咸丰八年（1858）以此为底本刊印《卫生要术》，其练功方法广为气功、武术、医疗所采撷。清朝末年，一指禅推拿前辈汲取并创造性地发展和完善了易筋经的医疗功法作用，将提高推拿手法技能和传统体疗方法有机结合，逐渐形成了一指禅推拿学派特有的职业标准。

易筋经功法共有十二势，每一势对一指禅推拿功力的提升有着不同的练习要求。

第一到第三势韦驮献杵，重在静心凝神。

第一势，主要注重静心运气，合掌体会十指触觉。

第二势，从平展的动作体会指尖感觉与增强两臂悬力。

第三势，练习身体平衡感，意念关注两掌。

第四势摘星换斗，要求学会调匀呼吸，练习上肢在扭转状态下的手指感觉，目视上掌，意存腰间命门处。

第五势倒拽九牛尾，重在下肢助上肢发力，练习力量的持久与稳定。

第六势出爪亮翅，意在天门，力在掌根，练习两臂的推力，前推两掌有排山倒海之感。

第七势九鬼拔马刀，练习脊柱柔韧性，力在两手对拉间。

第八势三盘落地，练习腰胯腹的力量，发力与两掌意念相合，双手掌向上可举千斤鼎，向下可擒龙伏虎。下按、上托时两掌有如拿持重物。

第九势青龙探爪，手变爪，力在指，练习手指前伸的感觉与下按意存掌心及腰腿的牵伸。

第十势卧虎扑食，十指撑地，意在指尖，练习颈肩部与全身的协调性。

第十一势打躬势，练习脊柱的拉伸与呼吸的协调，上身如"勾"一样卷曲伸展运动。

第十二势工尾势，力在足趾，练习拉伸下肢与脊柱的柔韧。

易筋经练功注意事项如下。

1. 明确锻炼目的，勤学苦练，持之以恒，每天坚持练习。

2. 练功前认真做好准备活动，防止肌肉、韧带、关节在练功中损伤。

3. 练功时应专心一致，排除杂念，全神贯注。

4. 练习场所一般选择空气新鲜，无异味的避风处。

5. 动作准确，姿势舒适，呼吸均匀、平稳缓慢，不可屏气。

6. 练功时要求宽衣松带，不要穿太紧或太厚的衣服，鞋宜穿运动鞋或布鞋，注意保暖，忌汗后当风。

7. 过饱或过饥时均不宜练功。

8. 练功结束时，做好全身或局部放松，以消除疲劳，促进体力恢复。

9. 易筋经练习用意要轻，似有似无，切忌刻意、执着。

桩功，就是站出功夫来，练习可加强腰背的坚挺力量与腿部的支撑力量。桩功多为静态的站桩功，包括站桩式、马步式、吸掌式、握掌式、推掌式等。

桩功如能练好，有利于为进入临床操作做好充分准备与体力储备。练功过程要求下肢与上肢同步练习。桩功需要我们体"悟"蕴意。下肢的练习偏重于力量，主要是提升耐力、支撑力。这种力由下而上，通过腰腹、上肢，最终达到手部，如同太极拳"劲始于足，发于腿，主宰于腰而行于手指"，没有这样的走劲，手的力量会显得轻飘。下面介绍单式桩功，练习过程可作为一组套路连贯完成。

从站桩开始，两脚分开与肩同宽，双上肢自然下垂在身体两侧，双眼平视，自然呼吸，初学者无须刻意"守气"和"运气"，要让自己进入一种"气定神闲"的状态。这里的"气定"，即为自然顺畅呼吸；"神闲"，即为不守意念，轻松自然。在此基础上可做下蹲过渡到"马步式"，以膝关节屈至90度为好。如果腿部力量不足，可背靠墙面练习，即将上半身后背靠于墙面，作马蹲状。掌握站桩式或马步式的同时，就可进行手部练习。吸掌式、握掌式、推掌式是一个手掌的开合过程。三个动作分开做，连起来就是一个动作。做吸掌式、握掌式时，肘关节稍屈，意感气团聚在手掌的内劳宫穴处。推掌式时，肘关节伸直，要把收起来的气放出去。同时可以将呼吸配合起来做，收时吸气，推时呼气。呼气、吸气时都应舒缓，不要张口抬肩。上肢动作与易筋经的"出爪亮翅"相似，下肢换为马步式。

第三节　心　力

心力即心理社会能力，偏于心理学范畴，指个人保持良好的心理状态，有利于处理社会活动中各种心理冲突的能力，表现出积极的行为与适应能力。

《后汉书·方术传下·郭玉》有"虽贫贱厮养，必尽其心力，而医疗贵人，时或不愈"，显见医疗过程心力的运用是必不可少的，而要想获取良好的疗效，还要尽其心力。对于病况的全面了解，患者生活习性的全面观察，辨证诊断的全面分析，治疗过程的全面把控，无一不是需要心力的支撑。

人们常说"推拿是体力活"，但推拿更是"心力活"，面对患者，如果没有目无全牛的能力，医者容易出现心力消耗的现象，如呼吸急促、心跳加快、全身出汗，疲软乏力。所以一指禅推拿更强调为补充心力为其先，功力提升为其次。

如何才能补充"心力"？打坐是一种有效的训练方式。打坐又叫"盘坐""静坐"，属于道教中的一种基本修炼方式，佛教中叫"禅坐"或"禅定"。

闭目盘腿而坐，手放在一定的位置上，断除杂念，平复心气，使经气顺畅。头中正，向上微微顶起，下颌稍内收。脊柱挺直，背部自然放松，松则气顺，经脉才能舒畅。坐姿稍前倾，臀部收紧，尾骨处于悬空状态。两肩微微向两侧展开，腋下悬空。手结定印于脐下，右手放于左手之上，两手大拇指轻轻相抵，放于脐下。双眼微闭，或目视前方一米处。舌尖前部轻抵上腭，口似闭未闭，如口有津液则慢慢咽下。

打坐的要点是"静"，所谓"久静则定，久动则疲"。打坐结束后需要活动筋骨，可以练习易筋经、太极拳，做到"动静结合"。

打坐既可以补充心力，又可增强呼吸功能，开智增慧，养生健体。

《灵枢·本神》说："生之来谓之精，两精相搏谓之神，随神往来者谓之魂，并精而出入者谓之魄，所以任物者谓之心，心有所忆谓之意，意之所存谓之志，因志而存变谓之思，因思而远慕谓之虑，因虑而处物谓之智。"我们常说的"心神涣散"，思绪不能集中，长期处于混混沌沌的状态，就会导致意志减弱，智慧也会迟钝不开，学习能力下降。打坐促使五官感觉内敛，思绪集中，心念专一，意志不乱，思维与行为支配能力就会明显提升，有利于一指禅推拿的学习和领悟。

一指禅推拿施术过程中，有节律的动作需要与心跳和呼吸相协调，若不能协调，不仅会影响心力，一指禅的功力也上不来。一指禅推拿前辈常有告诫，多年给患者治疗，医生容易发生心脏病患，这多与心力不足有关。因为推拿本来就易导致医生伤神耗气，如果本身练功不到位，施术时用拙力硬顶，很容易伤到自己的气血，伤害心力，导致心气不足引发心脏病变。

第六章 手法精要

　　丁氏一指禅推拿学派发展至今已有近 200 年的悠久历史。《一指定禅》讲其推拿手法为"指法"，最初由李鉴臣传授"推、揉、摸、捏"等指法，丁凤山先生创建"缠"法，形成以摆动为特点的手法，并扩展了"按、抹、擦"法。丁凤山先生和弟子们在临证实践中，逐渐厘清了"推"与"缠"，"捏"与"拿"，又将"摸"分解为"摩、搓、抖"，明晰"推揉""缠揉"等复合手法，实现了一指禅推拿手法初创至发展的衔接。至民国初期沪上一指禅推拿已经有推、拿、按、摩、揉、缠、抖、摇、搓、抹 10 种手法。同时在一指禅推拿的发源地扬州，手法也逐渐丰富起来。1926 年前后，丁海山先生已有推、拿、按、摩、擞（扬州方言，音 sóu，义"抖"）、搂、揉、搓、和、点、叩、打、捻（捏）、抹、摇 15 种单式手法，有"推五指经"等组合手法，明确了手法特性与运用方式，完善了一指禅推拿的临证操作模式，从而使一指禅推拿手法获得发展并趋向成熟。丁鸿山先生进一步总结了手法的运用特性，概括有"一指为推，二指为捏（掐），三指为拿，四指为搓（双手），五指揉和"等精妙阐述，扩大了各种手法的应用范围，并灵活运用复合手法，自创"一手三穴法"。关于一指禅推拿手法种类数量，至今尚无定论。有前辈认为一指禅推拿手法主要包括推、拿、按、摩、搂、捻、搓、抄、缠、揉、抖、摇 12 种手法；也有前辈提出一指禅推拿手法为 16 种，强调抹、梳、抄、勾等的运用；还有前辈认为一指禅推拿的共计 18

法，在民国初期 10 种手法的基础上增加了搓、点、捻、颤、抄、弹、拌、拉伸等手法。20 世纪 20 年代后期一指禅推拿手法引入了部分骨伤手法与小儿推拿手法的变通运用，各位前辈博采众长，发挥自身最擅长的手法进行演绎。我们认为一指禅推拿的手法特征在于围绕一指禅推法所形成的手法系列应用，即"万法归一"的意义所在。本章则以介绍一指禅推法为主，并完整介绍传统宗法 15 种。

一指禅推拿手法在实际操作时通常会将单式手法叠加，形成若干复合手法。这是一指禅推拿的特点之一，也是难点，必须把单式手法练纯熟了，在临床操作时才能应用自如。一指禅推拿操作，遵循"循经络，推穴道"，实现了点、线、面、体的结合，以达到通调脏腑气血、扶正祛邪的目的。一指禅推拿初学形似，学成神似，纯熟手法带来气感与传导，给人以"一指之下，出神入化"的享受。一指禅推拿强调手法以柔和为贵，柔中寓刚，刚柔相济，操作时动作连贯细腻，雅而不俗，被世人誉为推拿"艺术"。一指禅推拿强调审证求因，因人、因病、因部位不同而施治，代表性手法是一指禅拇指推法，其最大的特点就是持续振荡给力，使不断的弱刺激最终形成强刺激，是谓"紧推慢移"。一般的手法在同一部位都有一个力的限度，是一种闭合的用力状态，而一指禅推法在静态是无受力状态，它是在摆动中产生力量，是一种开放的用力状态，所以可以无限加力，频率和摆动形成了手法技术形态的基础。一指禅推拿有很广的疾病治疗谱系，日常临床工作中，在诊断明确的情况下，善于运用一指禅推拿各类手法的不同变化，即能够适应不同的疾病。只有刻苦练习，不断实践、感悟，才能让一指禅推拿手法的每一招式各尽其用，生命力得以生生不息！

第一节　一指禅推法

一指禅推法，是用拇指指腹前端、螺纹面着力于穴位或施术部位，腕关节悬屈，手握空拳，大拇指随势贴合拳眼，前臂在尺桡方向往复摆动，腕关节向内摆时屈拇指关节并小鱼际拳轮上翻，转向外摆时伸拇指关节并产生向下、向外的推按力，指屈时着力较轻，推按时着力较沉，形成虚实转换，持续反复。一指禅推法要求指实掌虚、紧推慢移。一指禅推法常用于治疗内、外、妇、儿、伤等各科疾患，如感冒、咳嗽、胃痛、痛经及高血压、糖尿病等诸多病症。

一、动作要领

一指禅推法的动作要领为吸定、摆动，力透纸背。

一指禅推拿学派的手法中，一指禅正推法为最主要的手法，一切手法都以推法为基础，围绕它而展开。

推法操作时，要求上肢从肩至腕都要放松，尤其是肩部与腕部不能僵硬，如腕与拇短肌僵硬易形成拇指的拙力。歌诀云：沉肩垂肘腕悬屈，掌虚指实半握拳。

沉肩、垂肘的意义在于肩与手臂放松，避免耸肩抬肘，若动作过程出现肘尖上翻，指力就难以控制，也会导致拇指关节的损伤；悬腕的意义在于手腕随着前臂摆动自然产生下沉的功力；掌虚是要求除拇指以外的四指呈半握拳状，手指放松不能有握力，即使所谓的握拳推，也只是收拢四指呈掌心虚空；指实是拇指端着实吸定，走推过程也不离开皮肤或来回摩擦。

只有上肢各个关节与肌肉都放松，使功力集中于指端，蓄力于腕，摆动增加势能，指力才会下沉；拇指关节屈伸形成节律，动作灵巧，刚柔相济，柔和渗透，轻而不浮，重而不滞，紧推慢移，持续不断地作用于治疗部位或穴位上，才堪称一指禅功。

二、手法辨识

从拇指以外的四指动作姿态分，有握拳推法、半握拳推法、撒指推法；从拇指的屈伸姿态分，有屈指推法、直指推法、缠法；从拇指的着力部位分，有正推法、旁推法、偏峰推法等。

（一）以拇指以外的四指动作姿势分类

一指禅推法，以拇指指端着力，动作过程由螺纹前端着力，通过指间关节屈伸和腕关节摆动，完成一个往复的全部动作，以此为动作模式的称为正推法（图6-1，图6-2）。其他姿态变化是吸收正推法的某些动作要素，或简化正推法的动作要求而分出的各种推法。正推法多用于腰背、四肢部位。

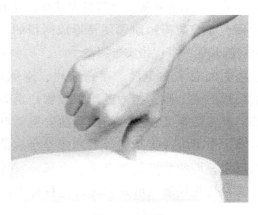

图6-1 正推

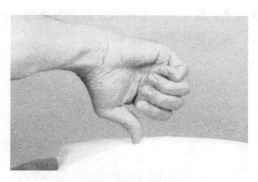

图 6 - 2 正推反面观

根据拇指除外的其余四指"松"的要领程度，正推法出现操作形式上的 3 种"亚型"：①四指抓握成拳状者称握拳推（图 6 - 3）。此型由于手指持续抓握的力量影响拇指端的着力，手部容易僵持，拇指端功力往往不能完成发挥出来。②半握拳推（图 6 - 4），实属正推法的动作完整形态，四指仍然存在主观意识控制力量，当松到一定程度，半握拳推法就会转变成撒指推法。③撒指推（图 6 - 5）为正推法手部完全松弛状态下的表现，随着腕关节的摆动，四指自然抛撒与荡回，摆腕与撒

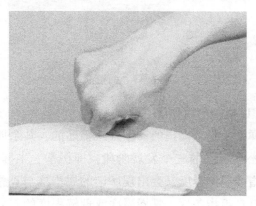

图 6 - 3 正推

指协调一致合成势能才是一指禅推法的功力表述，犹如太极拳的发力一样，讲究整体和穿透。

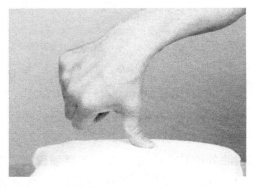

图 6–4　握拳推

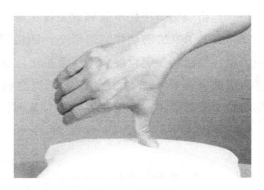

图 6–5　撒指推

（二）以拇指的屈伸姿态分类

一指禅推法是以拇指的动作方式描述的，其余四指的收放仅仅在于松弛状态的三个发展阶段，即握拳、半握拳、撒指，而根据拇指的屈伸程度又会出现所谓的屈指推与直指推，都是由于术者自身手指条件、掌握层次或理解程度的差异而停留于某一操作阶段，出现一指禅推法的不同形式，亦或理解为所谓不同"分型"，实质均属于一指禅正推法。

1. **屈指推法** 术者拇指和其余四指自然弯曲，呈半握拳状，以拇指指间关节背部桡侧面为着力点，附着于治疗部位或穴位，沉肩、垂肘、悬腕，以肘部为支点，前臂做主动摆动，带动腕关节做往返摆动。

2. **直指推法** 由于术者拇指关节屈伸度较小或不作屈伸，摆动幅度收缩，形成区别于拇指屈指的直指推法。直指推的着力部位仅限于拇指尖端，摆动腕关节由下坠腕力增加指端的压力，由于不宜完成四指抛撒，易致指端走线涩滞，进退难以顺畅。

3. **缠法** "缠"是描述手法形态，有缠绵不断之意。缠法为丁凤山先生首创，最早见于《一指定禅》，以推、揉、缠三法替代治痧三法的刮、刺、药，开创了运用推拿手法治疗痧症的新模式。一指禅手法初创时期的推法为拇指直推法，有别于现在的摆动推法，与治痧的刮法有相似的运动轨迹，所以《一指定禅》提出"刮同推"说法，而"缠"才是早期形式的摆动手法，与现代的一指禅正推法没有本质区别，或者可以说是一指禅推法的早期称谓，后期以较快摆动频率直指推法称为"缠法"，以区别于一指禅正推法。

"缠"推时以拇指尖峰或侧峰为附着点，实际操作中常二者交替进行。腕关节翻转带动拇指下切着力，拇指关节屈伸幅度极小或不屈。如拇指关节不屈推时，一般将拇指指间关节依附于食指末节的指间关节桡侧处，以其为支点增加摆动频率，频率高达每分钟 200 次左右，加速腕的摆动克服了手指僵持，节律明快，如万波相随连续不断，指力轻捷稳贴（图 6－6）。缠法适用于全身穴位与肌肉薄弱处，尤其适用于颈、颌下、咽喉、锁骨上窝、关节窝等部位。

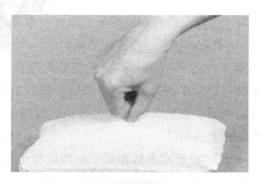

图 6 - 6　缠法

（三）以拇指的着力部位分类

从拇指的着力部位分，一指禅推法有正推法、旁推法、偏峰推法，其中正推法前文已有描述，下面介绍旁推法和偏峰推法。

1. **旁推法**　以拇指指腹桡侧缘着力于施术部位，拇指屈伸和腕关节动作方式与正推法基本一致，只是减小手指压力，以轻柔为主（图 6 - 7）。如转为以指尖桡侧甲角为吸定部位，多用于关节缝隙处，曾称为斜推法，意为比拇指立位更斜。从吸定部位看，斜推法也属于旁推法。由此，所谓"旁"是与"正"推法形成对称。

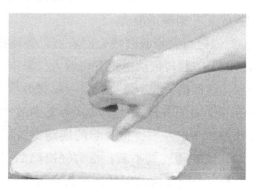

图 6 - 7　旁推法

2. **偏峰推法**　以拇指指甲桡侧缘着力于施术部位，腕关节自然松弛，平铺手掌、伸直五指关节、展开虎口，以四指末端做钟摆式往复摆动，由腕关节的摆动发力带动拇指偏峰左右联动而做有节律的点位揉动（图 6 – 8，图 6 – 9，图 6 – 10）。偏峰推法腕关节的翻转幅度极小，几近不翻转，拇指间关节的屈伸亦是如此，整个动作似在一个平面内完成。一指禅推法为适应面部或位于凹陷、罅隙中腧穴的操作，在不适合指关节屈伸往返摆动的局部区域，为缩小着力面又减小作用力，这才成就了轻巧的偏峰推法。偏峰推法适用于头面、两胁等部位。

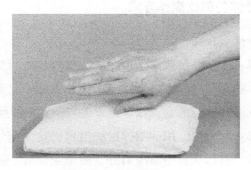

图 6 – 8　偏峰推法（1）

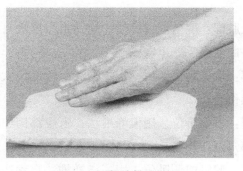

图 6 – 9　偏峰推法（2）

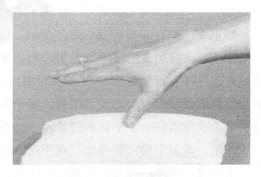

图6-10　偏峰推法（3）

三、身体各部位操作方式

一指禅推法在身体各部位的操作路线各有特点。

头面部：取仰卧位或靠坐位，以一指禅偏峰推法，从印堂至神庭穴，额天门一线；自攒竹经阳白至太阳穴，走少阳经一线；自承泣经迎香、地仓、颊车至下关穴，走阳明经一线。

项肩部：取坐位，用一指禅推法沿项部足太阳经、督脉上下往返操作；肩部从肩中俞经肩井、曲垣至巨骨一线，如两肩同时操作则成为"蝴蝶双飞"；或自肩井经肩髎、肩贞、天宗穴。

肩及上肢部：取坐位或卧位，用一指禅推法自肩髃经肩内陵、臂臑、曲池至手三里穴。

腰背部：取俯卧位，用一指禅推法沿背部足太阳经两侧线上下往返操作。

胸腹部：取仰卧位，用偏峰推法，上腹部用缠法推任脉一线及下腹部穴位。

下肢部：俯卧或侧卧位，用一指禅推法自秩边经环跳、环中；或承扶经殷门、委中、承山至昆仑或太溪穴；小腿部阳陵泉经足三里、下巨虚穴。

四、临床应用

一指禅推法治疗适用范围广泛，集合了手法的优势，接触面积小，渗透力强，刺激量按补泻调配，具有疏经通络、调和营卫、调节脏腑的功能，常用于经络、脏腑的气血失调、阴阳失衡的各类病症。同时，一指禅推法可舒筋活络、行气活血，治疗关节、肌肉的运动障碍，以及筋骨酸痛等。其中，偏峰推以疏通局部经气，适用于头面病症等。

缠法善于理气消积，健脾和胃，调节胃肠功能，治疗脾胃、肠道病症。一指禅缠法相传为丁凤山先祖的绝活之一，曾用于中医外科的痈肿疮疖、喉痹、乳蛾等病症的治疗。目前一指禅缠法临床常用于治疗颈项部疾病和咽喉痛等病症，如乳腺炎、肿疖、腱鞘囊肿、梅核气、颈椎病等，施术时常和推揉法结合，可平复气血，使"祛邪而不伤正"。

五、练习方法

一指禅推法练习经过以下 3 个阶段。

第一阶段为动作模拟。沉肩、垂肘（关节微屈）、悬腕；以拇指的螺纹面为附着点，手掌虚劲半握拳；以肘、腕关节的摆动带动拇指关节做屈伸运动。拇指吸定一点，学会摆动动作样式，由慢渐稳，上肢各个部位不加力量，直到熟练掌握动作的每一细节。

第二阶段为力量运用。在练功袋上练习，练功袋的放置高度以站立位时与髋部相平，左手练习熟练后，再做右手练习，然后做双手同时练习。练习时取站立位，双脚自然分开而立，上肢自然下垂，呼吸均匀，放松全身，这样使得周身经脉气血运行流畅，手部动作练习起来才能轻松自如，调动全身的能量发力于手部。拇指吸定练功袋上的定位点，手指端定点不移是手法质量标准之一。练习拇指屈伸、腕部摆动灵活而富有节奏感，沉肩垂肘，调整腰腿力量适应上肢发力，初练频率不宜过快，控制在每分钟 80 次左右。初用练功袋时，以定点推为主，不要移行，当练习到一定熟练程度后，指下有了"定力"，则试着移行，移行过程手指不宜离开练功袋，指力也不可出现明显衰减。先练习沿轴向外走直线操作，熟练后做往返来回操作。最后做双手同步练习，先体会吸定能力，接着练习双手缓慢地沿直线向外侧移动；然后进行双手前后交替定点练习，即在同一定点练习，换手不能改变位置，不能出现轻重差异，最终达到双手同样的操作要求。只有熟练完成双手同步往返、交替衔接操作，方可进行第三阶段的练习。

第三阶段是在人体上练习。练习时先在颈肩部、大腿部练习，颈肩部由颈根部向外侧推，大腿部由上而下推，熟练后再分别由外向内、由下而上。腰背部的练习是沿背部足太阳经上下走动。上肢前臂练习，沿手阳明经由近而远。手部腧穴的练习是从合谷穴开始，最后练习推"五指经"，吸定不滑动，力量收放自如。

练成一指禅推法，要求能够做到定点操作吸定稳健，走线操作进退自如，双手交替得心应手，不同部位能够灵活应变，融会贯通。

一指禅正推法为各种手法的根基，适用于全身各个部位，刺激量轻、中、重均可把控。一指之力，看似微不足道，若经上述方法练成，则能以指代针，深透筋骨，如投汤药，直达病所。当然，此非一日之寒，恒之使然也。

六、注意事项

练习一指禅推法的注意事项，同样适用于其他推拿手法。

其一，训练体位。一指禅推法基础训练要求站立位，不宜取坐位。手法的实际应用，首先练一个"松"字，以达到周身经脉气血流畅，如采取坐姿，做动作时必然四肢弯曲，势必要抬肩提肘，致使肌肉紧张而影响气血运行，极易疲劳，劳伤筋脉，与练功之要求、目的相去甚远。另外，坐位练习有懒散之嫌，不利于将来临床工作的需要。

其二，注意左右手交替练习。大多数人习惯于运用右手，练习手法时也不例外。所以，许多学习者操作时感到右手顺畅，左手难以掌握。左右手施术效果差异比较明显，甚至有的人只能单手操作，这主要是在初练手法时方法不当造成的。丁氏一指禅家传秘诀之一，就是在初练手法时先练左手，待有基础后再练右手，此后方可左右手交叉练习，这样就能避免上述现象的发生。

其三，功力在腕关节。操作要领强调整个上肢的肩、肘、腕、指各关节的联动过程，腕关节的运动至关重要。一指禅推法属摆动类手法，其摆动的幅度越大，则惯性作用产生的力也就越大。因而，在此过程中腕关节要尽可能随势翻转，使握空拳的小鱼际侧拳轮向上，摆动范围越接近90度越好，但肘尖不能上翻。上臂、肘部的摆动，以及腕关节的翻转和拇指关节的屈伸运动应顺势而成，不可脱节。往内翻腕时做到自然倒伏，往外回时加力收回。

其四，手法摆动频率。一指禅推法的摆动频率直接影响拇指端力的透深度。刚开始练习时因学习基本手形会慢一些，随着熟练程度的增加，应逐渐增加速度，达到每分钟120～150

次，推腰背部时频率适合每分钟 80～100 次，推五指经时适合每分钟 60～80 次，并能够灵活自如，随机变通。频率过快容易指下漂浮，着力难以做到深透；过慢则容易指下黏滞，导致拇指软组织损伤。

其五，技法要点在于"横向动"。"横向动"指腕摆动做横向运动，操作中总有一个横向运动的角度不会产生向前或向后推动手指的状态，这个状态就是做一指禅推法的标准角度。这个角度对一指禅推法来说非常重要。横向动的操作，随着摆动和吸定部位的不断变化而有微妙的变化，但在腕部会产生好像腕部有微微旋转的视觉现象，其实质是没有旋转而是频率和腕关节灵活度共同作用的结果，切不可认为手法操作错误。另外，一指禅推法是单一摆动，不可在同一摆动相上二次发力。

第二节　一指禅点法

一指禅点法，即用拇指指端尖部着力于腧穴或施术部位，食指环屈以桡侧贴靠拇指，拇指伸直垂直下沉送力，力可深达骨部，也有运用食指或中指第 2 关节屈曲突起部着力于一定的穴位或部位向深部点压者。

点法具有独特的操作要求和技术标准，也是一指禅推拿中的标志性手法之一。

点法多以拇指的指尖部为主要施力点，其余四指多以半握拳或以食指、中指支持协助拇指发力。有时因操作部位的特殊，也可拇指与食指、中指合力施术。如脊柱点法，手呈半握拳状，以拇指端与食指的第 2 指间关节处为附着点，同时合力做点法。此法专用于大椎至腰骶椎部，以及"华佗夹脊"穴等。臀部点法，手呈半握拳状，拇指指腹与食指的第 2 指间关节处相贴附，点臀部穴位，以食指骨节为中心持续发力。此时拇指起固定配合作用，以利于食指充分发力。此法用于臀大肌丰厚处。

点法易与其他手法复合使用，施用范围广，临床适用于所有推拿治疗的病症。

一、动作要领

一指禅点法要求：定位准确，方向明确，用力正确。

点法因接触面积小，刺激较强，操作强调"一寻二点三和"。一是"寻"，即指下探寻穴位或酸痛敏感点，探寻局部解剖形态，准确寻找到点法治疗的位置。二是"点"，即拇指做小面积用力深压的动作，力贯指端施术，点而留之，要求停留一定时间，在局部需要小幅度滑动调整方向或寻找酸痛更为敏感的位置。在腰、臀部的点法，常常复合小幅的揉动或颤动，使点的酸痛感更具穿透效应。以拇指着力点压，是以持续向下用力，能够有效控制力量的大小、方向与时效，力度由轻到重，再逐渐减力，不宜采用多次反复的冲击发力。三是"和"，点后遗留酸痛感觉明显，有时会出现肌肉的抽动，影响肢体动作，此时以手指或手掌的柔和动作，在点的部位轻轻揉摩，以"和"气血。

二、手法辨识

一指禅点法在手法上需要与指针法、点穴、屈指点法与屈肘操作进行分辨。

点法操作外显简单，内在凸显功力，并直接关系到治疗效果。临床某些操作手法只在重视"点压"的方式，如指针、屈指点或尖锐按摩棒等器具顶压。一指禅手法要义在于强调运用腧穴感应，例如同样作用于腧穴，如果缺少腧穴的感应，一指禅点法也就难以与指针法等分出伯仲。

1. **一指禅点法与指针法的区别** 指针法，意指以手指代针，也有称作"点穴"，与一指禅点法存在一定的差异。明朝《针灸大成》卷九记载："遂以手指于肾俞穴行补泻之法，痛稍减……公性畏针，故不得已而用手指之法。"这是临证运用指针法的实际案例。指针法临床上多以拇指或中指端点压，近代操作扩展为点、扣、揉、切、捏等手法。点扣或按揉的方法，是在穴位上按压不动或做小圆圈揉动，指端向深部压揉，在穴位上持续操作 2~3 分钟。"切"是以指甲切掐腧穴，最早明确提到"切"法的是晋朝葛洪《肘后备急方》，"令爪其病人人中，取醒"，救治卒中昏迷。"捏"的操作是以拇指与食指，也可用拇指与中指配合形成相对用力拿捏两侧的腧穴，类似于推拿手法的拿捏、拿提动作。指针法中单纯"点"法与一指禅操作相似。

而一指禅点法重视手法作用的感应，先探寻穴位酸痛的敏感位置，着力由轻而重谓补，由重而轻谓泻，手法结束前轻抚局部以解除疼痛，整个手法过程以"点"为主，也有复合为点颤或点按等，只在于增强"点"力量下探的效果。

2. **一指禅点法与点穴的区别** 点穴，其概念来源于武术功法，俗称"打穴"，即武术技击中用指、拳等打击人体的穴位及某些薄弱部位，使其产生酸麻、疼痛，失去反抗能力。某些穴位处于血管、神经和重要脏器附近，当受到外力打击时很容易造成疼痛、痉挛和严重损伤，而一指禅点法是治疗手法，不会造成二次伤害。有些推拿教材将"点法"收归于叩击类，如果按动作方式是否离开皮肤作为标准，"点法"要求紧贴皮肤操作，还是归属于挤压类手法较为妥切。组合类手法"蜻蜓点水"，属于一指禅偏峰推或中指点揉操作，与点穴也存在差异。

3. **一指禅点法与屈指点法和屈肘操作的区别**　屈指点法，指用食指或中指第1指间关节，屈指紧握，以凸出的骨节点压穴位或施术部位，在腰部、臀部还有采用屈肘用肘尖部点压，增加施术的力量。这种操作方法主要为取一个尖锐部位实施点压操作，目的是增加点压力量，或持续较长时间获得使用效果，临床由此发展成为所谓"拳背点法"，以及衍生使用按摩棒、刮痧板、点穴金属棒等器具。一推禅点法与这些手法相比，更强调操作的轻巧与优雅，避免手法粗俗与运用器械。

三、临床应用

一指禅点法刺激较强，手法强弱易控制，适用于全身所有用于推拿治疗的腧穴，尤其适用于"阿是穴"。

点法的解痉镇痛效果明显，临床常作为治疗的主要手法，能够产生明显效果。点法具有通经活络、活血止痛的作用，适用于颈、肩、腰、腿痛，或肢体麻木、胀痛等病症。此时指力宜沉着深入，寻肌肉薄弱、骨缘、骨缝边、骨间肌，增加传导、放散的刺激效果。肌肉、神经痛等病症往往是以疼痛为主要表现，施用点法时常感觉更加疼痛，但点法过后肌肉明显放松，镇痛功效显著，这种就是所谓的"以痛止痛"。

点法具有开通闭塞、调和气血的作用，适用于脏腑功能失调，可治疗咳嗽、胃痛、腹痛腹泻等病症。如两手中指同时着力点气海、关元两穴，可治急性腹痛。"点"胸腹部穴位手法宜轻柔，边寻边点，缓慢着力下探送力。

四、练习方法

一指禅点法要达到感觉指尖用力，感受指尖送力。
点法的练习指力有三步。

第一步，利用练功袋，在练功袋上反复试探指尖下压的力量，将肩、肘、腕松弛会有利于力量传达到指尖，注意腕的下沉，感觉指力穿透到练功袋的背部。

第二步，在自身穴位上体会点的入手位置、方向和送力的深度。以拇指指端接触部位，垂直用力下"点"，着力点固定不可移动，向下按压送力体会酸胀感，如感觉不到送力过程，就需要调整方向与送力。必要时可以体会冲击性送力在身体上的感觉，分辨出使用暴力点压出现的疼痛、痉挛甚至皮下出血。当指力控制能够随心所欲时，就可以进入第三步的练习。

第三步，在患者四肢穴位"试手"，练习时注意力量由小渐大，注意观察患者面部表情的变化，以判断施力是否得当。

练习一指禅点法时，能够充分体会易筋经功法与指法练习如何结合，体验以功发力的技巧——意发丹田，力从肩、肘、腕达指梢，收放自如，势不可挡。一指禅点法的功夫不在手指，而是在沉肩开始蓄力，坠肘松腕，指端才能形成最强力矩，由腕控制指端需要释放的力度多少。这是一个漫长的，不断练习与禅悟的过程。

五、注意事项

点法不是用来刺激患者或取悦患者的，僵硬使力容易导致血管破裂出血，也会造成肌肉的损伤。临床操作要因人而异、因病而异、适度控制。

使用点法需要根据患者的病情，确定轻重缓急的补泻原则，按照患者体质的强弱确定点法的强度，需要做到因人而异。在操作过程中要密切注意患者的反应，避免追求现场表演效果。运用点法前要将拇指指甲修磨平滑，不带有尖角与刃口，以防点法操作时划破皮肤。点穴过程时间不宜过长，动作要稳健，点按要准确，直达病所。感应的传导，因病患部位与躯体敏感性会出现不同的变量，施术时获得酸麻胀痛的轻重感应需要了然于心。按病症的轻重，选择操作时间和穴位数量，连续点多个穴位，循经按穴位顺序要一气呵成。术后循经按揉数遍，以缓解酸痛不适等感觉。

一指禅点法属重刺激手法，因而在施用此法时，最重要的是把控好运力的速度，应先轻后重、由小到大地逐渐加力，切忌盲目、粗暴施力，造成患者身体的过度反应，不利于治疗。施术后需运用推揉轻和手法，以舒缓、调和筋脉气血。是为落实丁氏一指禅推拿"一寻二点三和"之要诀。

点法有宣通气血、麻醉止痛之功效。施术前要根据病症的不同，仔细找到所需的部位，再依据局部肌肤的厚薄、证候的轻重等而决定释放力的大小。操作时手位不可离开皮肤，形成击打动作。

施用"点""拿"这类重刺激手法时，有一现象要引起足够的重视：有些患者因疼痛难耐，会要求医生施用手法时重一点，以期望疼痛即刻消失；还有些患者对手法的耐受力比较好，也会提出施手法再重些。如果医生对自己的手法信心不足，顺着患者的要求来做，患者当时也会获得一时的快感，第二天患者来时会告之疼痛等症状更重了，甚至有的患者转诊他处。可见，推拿手法的规矩是多么重要。

第三节　一指禅㨰法

一指禅㨰法的命名，是依从描述手部动作旋转移动之样态。现代推拿书籍中的"㨰"字是后造字，通"滚"，为借形表义字。

一指禅㨰法，主要以拇指侧缘联动大鱼际滚动为主。后期由丁季峰先生创建的小鱼际㨰法，为现代推拿临床广泛运用。

大鱼际㨰法，用拇指第 1 掌骨与第 1、2 节指骨桡侧缘贴附于施术部位上，手掌与手指平展，以腕关节做水平摆动，带动拇指与大鱼际部位形成滚动，据施术部位大小可带大鱼际桡侧缘联动。

小鱼际㨰法，以手掌背部近小指侧贴附于施术部位上，手法动作由前臂的旋转与腕关节的屈伸而组成的复合式动作完成。其受力部位以小鱼际肌至第 5、第 4 掌骨的背侧。拇指自然伸直，余指屈曲，其中小指、无名指的掌指关节屈曲约达 90 度，中指、食指屈曲的角度则依次减小，如此则使手背沿掌横弓排列呈弧面，使之形成滚动的接触面，以第 5 掌指关节背侧附于体表施术部位上，以肘关节为支点，前臂主动做推旋运动，带动腕关节做较大幅度的屈伸和一定的旋转复合活动，使手背偏尺侧部在施术部位上进行连续不断的来回滚动。

一指禅㨰法操作要求上肢关节放松，不可跳动和辗转。

一指禅㨰法适用于颈项部、肩背部、腰臀部及四肢等肌肉较丰满的部位，具有较好的缓解肌肉痉挛、增强肌肉和韧带运动的功效，常用于治疗肌肉、神经病症，如急性腰肌扭伤、风湿酸痛、肢体瘫痪、肢体麻木不仁等。

一、动作要领

一指禅㨰法要求不跳不碾，压力均匀，连续不断。㨰法是一连续摆动过程，既要吸定又要沿着轴线运行，快慢相间形成有节律的机械运动。

㨰法的称谓，最初的创意在于拇指联动大鱼际犹如车轴滚动，又如做饺子皮的擀面杖，碾压滚动使面皮摊平，㨰法的动作过程仍然要求紧推慢移，使得力量达到肌层。手部肌肉尽量放松，扩大摆动幅度，加大滚动的扇面。

操作过程着力部位紧贴体表，滚动过程不可离开或摩擦皮肤，离开会形成跳动，摩擦会形成碾动感。移动手位前行过程中仍然要注意紧贴体表，做到"不跳不碾"。滚动的下压力没有时轻时重的感觉，做到肩肘放松，腕关节灵活摆动，不追求下沉压力。控制滚动频率，不宜时快时慢，应均匀一致，这样力量传导才能够做到连续不断。

小鱼际㨰法，强调前臂旋转与腕关节屈伸动作要协调，前臂旋前时，腕关节处于伸展位，以小鱼际肌为着力部位；反之前臂旋后时，腕关节处于屈曲位，以第5、第4掌骨的背侧为着力部位。如前臂旋后时送力前推，出现手背前扑撞击体表，容易形成跳动，随着力量方向改变，会出现摩擦移动或顶压；恢复到前臂旋前时，又容易形成小鱼际的碾动、拖动。在来回滚动过程中，过度强调加快滚动频率容易形成压力不均或漂浮，当每分钟达到150次以上时，上臂僵持出现动作变形。操作过程中躯体应保持正直不得晃动，不要弯腰屈背，肩部应自然下垂，上臂与胸壁保持一定的外悬距离，腕关节放松才能形成最大的屈伸幅度，手指自然半屈位，任其分开与合拢，避免刻意加力紧握。

二、手法辨识

一指禅㨰法的发展，最初由大鱼际㨰法，进而发展有掌背㨰法，又发展到小鱼际㨰法。

1. **大鱼际㨰法** 该手法源于扬州的生活细节，是为一指禅推拿的原创手法，这也就成为丁氏一指禅推拿的基础术式之一。其动作具有鲜明的表现方式，即拇指与第1掌骨伸直如杆，沿纵轴前后滚动，作用部位较为局限，力量作用较缓和轻浅，多与推法配合（图6－11、图6－12、图6－13）。

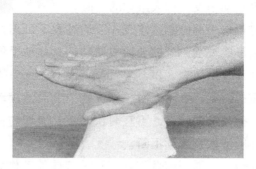

图6－11 揉法（1）

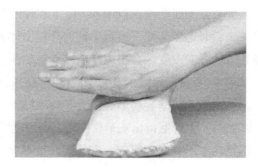

图6－12 揉法（2）

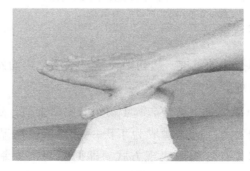

图6－13 揉法（3）

2. **掌背㨰法**　是以手掌背面紧贴施术部位，掌心向上，手指窝成握球状，腕关节摆动形成掌背的揉动（图6－14）。因其手指的摆动方式看似㨰法，掌背的作用方式又近似揉法，故该术式的命名归属曾有争议。掌背㨰法临证多用于胸腹部，视为㨰揉两种复合手法并用的效果。

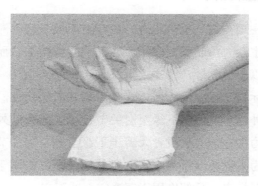

图6－14　掌背㨰法

3. **小鱼际㨰法**　20世纪40年代，该手法由丁季峰先生在一指禅㨰法的基础上创立而成，亦称"丁氏㨰法"。小鱼际㨰法具有体表接触面积大、刺激力量强又十分柔和的特征。前臂旋转与腕关节屈伸使受力部位明显增强。小鱼际㨰法术式在滚动操作面、运行幅度与力度方面优势更为明显，临床获得了广泛应用。

4. **指间关节㨰法**　又称拳㨰法、掌指关节㨰法，或称小㨰法，以区别于小鱼际㨰法。其是掌指关节和近节指间关节为着力部位，犹如握拳式的滚动方法。该法由手臂下垂形成拳面接触着力部位，将小鱼际㨰法的摆动方式做了变通，动作简化为腕关节前后的半位屈伸带动拳背滚动，由于以拳面下压并以掌指关节顶压，其力量强硬，与按摩中的肘部㨰法具有相似的作用特点。以往有些推拿书籍将本法称作"一指禅推拿流派中的一种辅助手法"，这种拳面滚动的出现和运用在"丁氏㨰法"的小鱼际㨰法之后，由其泛化演变而成，与一指禅手法的要义尚有差距，不属于一指禅推拿手法范畴。

三、临床应用

㨰法主要与其他手法组合，治疗上不属于以气滞血瘀的经筋病症为主。大鱼际㨰法多用于辅助一指禅推法，而现代推拿临床上则以小鱼际㨰法为主要手法。

大鱼际㨰法主要治疗肢体运动障碍和肌肉病症。其上肢作用于上臂外侧，三角肌下缘至肘关节上缘，前臂的外上缘，以手三阳经为主；下肢从股骨大转子下缘至膝、踝关节上缘，以足少阳经为主；颈部作用于斜方肌外缘；手部作用于手背，从腕背横纹至指末；足部作用于解溪穴至冲阳穴。

小鱼际㨰法具有舒筋活血、解痉止痛、松解粘连、滑利关节等作用，主要治疗运动系统和周围神经系统疾病，如风湿酸痛、肌肤麻木、肢体瘫痪、运动功能障碍等。小鱼际㨰法主要用于颈项部、肩背部、腰臀部及四肢等肌肉较丰厚的部位。

㨰法所产生力的大小，与手掌的形态密切相关，即手掌屈曲得越多，产生的力越大。这很符合武学思想，五指分开，不如一手握拳。这样在临证时，就可根据部位、证候的需要，通过腕、掌的变化把控施力的大小。

四、练习方法

㨰法需要较长时间的刻苦练习才能做到发力自然、走行自如。其练习方法与一指禅推法相同，分三步逐步练习，即托掌练习、练功袋练习、人体部位练习。

第一步，托掌练习。取站立位，双手臂向前平伸于近胸前，以一手掌的掌心向上托住操作手，将一手大鱼际贴于掌心，学习模仿滚动动作方式，在腕关节的摆动中体验幅度与技巧。该练习先从左手开始练习，动作纯熟后再换右手练习，双手动作协调后进行练功袋练习。

第二步，练功袋练习。将练功袋置于平胸腹高度的桌台上，一手握固练功袋，另一手操作，左右手交替练习。在能够掌握㨰法动作要领后，并在练功袋上可以一手连续操作 5 分钟以上时，可以进行在人体部位上的练习。

第三步，人体部位练习。在人体上操作练习，可以学生之间互相训练，从上臂外侧或下肢前外侧开始练习，体会用力方法与受力感觉。尽量放松腕关节，在腕关节连续摆动的过程中带动手指做扇形划动，同时完成拇指与第 1 掌骨侧缘并大鱼际部位的滚动。最后结合临床实习练习技巧的应用，按照临床治疗的一般操作常规，分部位进行练习，从动作熟练到力量控制，做到用力均匀、深透、柔和。小鱼际㨰法的练习也可以参照这种方法，同样可以收到事半功倍的练习效果。

五、注意事项

动作协调，力量有控制。㨰法的动作技巧难度仅次于一指禅推法，往往在摆动过程中导致手位变形，向下的压力很难做到均匀、深透。

动作的协调性，在于动作规范。操作中经常出现肩、肘、腕关节不能够协调运行，尤其是肘关节容易上抬，滚动方向在每一次抬高时改变。改正需要放松每一个关节，动作意念集中到着力点。力量不均匀，也就无法做到深透与柔和，外观上可以看出动作僵硬，力向不一致。改正需要肩部放松并下沉，加大腕关节的摆动度或屈伸度，紧贴施术部位，向外侧滚动的过程中不宜加力或加速，手部压力如在球面上滚动，使力透向圆心，逐步做到力量均匀和平衡。

第四节　拿法与捏捻（附：小儿捏脊疗法）

拿法与捏法动作方式相近，有谓"捏而提起谓之拿"，又有"两指为捏，三指为拿"。捻法实际为捏的小幅揉动，而拿提过程增加前后分错挤压时，实为捻法动作的放大形式。这三种手法均为对称挤压的作用方式，故《秘传推拿妙诀》说："拿者，医人以两手或大指或各指于病者应拿穴处，或掐或捏或揉，皆谓之拿也。"掌握了拿法的要领，同一类手法也就迎刃而解了。

拿法，即以拇指与食、中二指的指腹相对挤压用力，在穴位或施术部位上进行一紧一松呈节律性提捏动作。若用拇指与其余四指着力提捏，属拿法的扩展运用，一指禅推拿有称为"五指为抓"，俗语"一把抓"之意。

拿法操作，要求逐渐用力内收将肌肉提起，轻重交替，动作柔和，不可指端内扣，常用于颈部、肩背及四肢等部位，治疗头痛、颈肩痛、落枕、肌肉酸痛麻木等病症。《医宗金鉴》有云："拿者，或两手一手捏定患处，酌其宜轻宜重，缓缓焉以复其位也。"复合手法有拿捏、拿揉和拿抖等。

捏法，即以拇指与食、中二指指腹相对用力夹挤肌肤，或用拇指指腹与食指中节桡侧相对用力挤压。捏法操作要求均匀用力，循序走线，常与拿提结合。捏法用于四肢肌肉，有拿捏肩井、捏腓肠肌等。捏法可治颈项僵硬、肌肉酸痛、肥胖等。

捻法，即用拇指、食指螺纹面或拇指与食指桡侧缘捏住一定部位，做对称性的相对搓揉动作。捻法常用于手指、足趾。《保赤推拿法》记载："捻者，医以两指摄儿皮，微用力而略动也。"此处对捻法的描述已经与捏法的操作十分相近。

一、动作要领

拿法注重着力面、节律与休止，提倡拿捏与拿提交替。拿捏手法给患者的感觉是有节奏地一松一紧，犹如给肌肉输送血液和"透透气"，尽管手法力度较大，但能够获得舒适与轻松感。

掌握拿法操作的关键，是肩肘要放松，手腕要灵活，手指要着实。拿捏部位准确，腧穴定位明确，经筋走线顺畅，做到拿得准、走得稳。拇指和食、中指需要紧贴着力面，拿捏过程不宜滑动，以腕关节与掌指关节活动为主。操作动作要缓和，逐渐加力缓缓提捏，一收一放形成节律，动作连贯不断，手指放松时又形成间歇性短暂休止。拇指与食指、中指指腹相对用力紧捏提拿，带有揉捏动作；在肌肉丰厚处的一紧一松动作，呈现深捏浅提，犹如伴随呼吸一般。

捻动时要灵活快速，挤压用力均匀，不可呆滞，又不可浮动，状如捻线。移动时要缓慢而有连贯性。为避免损伤皮肤，也可使用介质。

二、手法辨识

拿捏等手法的运用与把握，没有很大难度，即使强调二指、三指、五指也是与操作部位相关，部位小时用两指可捏可捻，部位大时用五指可捏可提，皆有拿法用意。手法特点应注意按与拿、掐与捏、搓与捻区别。

拿法操作兼有挤压与捏提的动作组合，曾有推拿书籍中将其分解成慢动作描述为"两指对合按之",确有画蛇添足之嫌,并不能反映出动静与力量深浅的区别。拿捏动作均较按法有力,存在轻重转换与动态走线,按与拿的手法一静一动,临证不难区别。一指禅掐法多以拇指与食指两指对掐操作,一般不用单指操作;捏法则属于两指或三指相合操作;掐法以指甲切入用力,而捏法不可使用指甲,以螺纹面挤压用力。早期掐法混同拿法,源于因将五指如鹰爪状以爪掐的错误操作所致。搓法和捻法的运动方式大致相同,搓法的着力部位为手掌,夹持部位较大,用于上下肢、胸胁两侧,用力亦较大;捻法的着力部位为手指,夹持部位较小,用于指、趾关节,用力不宜太大,前后转动搓揉,状如捻线,操作灵活连贯,轻快柔和,略带牵引拔伸以活动指间关节。

三、临床应用

拿法主要用于颈肩、项背、上下肢等肌肉厚实处,如拿肩井、拿捏腓肠肌;捏法多用于四肢肌肉、肌腱处,相对拿法的运用范围要小,如捏合谷、捏肚角、捏脊;而捻法多用于指、趾小关节,相对捏法应用范围更小,如捻鼻梁或鼻柱、捻指/趾。拿法刺激较强,适用于颈项、肩背、四肢的肌肉酸痛、痉挛等症,有松筋活络、解痉镇痛、祛风散寒、舒缓提神的作用。拿风池及颈项两侧可治疗外感头痛、项强等。拿肩井可治疗感冒无汗、疲乏无力等,并作为推拿治疗结束前的整理手法,由此发展为组合手法。拿腓肠肌可治疗小腿转筋、肌肉酸痛无力等,又常用于疲劳、失眠等症,深度拿捏使人感觉心旷神怡。拿捏腰侧带脉可治疗腹痛、腹泻、月经不调。拿捏上臂可治疗颈肩综合征、手臂不仁。拿捏跟腱可治疗小便不利、筋肉痉挛等病症。捏合谷可治疗头痛、牙痛。捏肚角可治疗腹痛、腹泻、便秘、肥胖。捏脊可治疗小儿营养不良、腹泻等。捻鼻梁或鼻柱可治疗鼻塞、流涕。捻指/趾可治疗指关节疼痛、肿胀、屈伸不利等症。

四、注意事项

一指禅推拿讲究刚柔并济，拿捏手法操作尤其能够显示出功力的深厚程度。操作时要注意把控拿捏的时间、深浅、力度。

拿提的时间不宜过长，应以指腹面着力，拿提方向与肌肉垂直，在拿起肌肉组织后应稍待片刻即缓放松开。拿捏部位要准确，指端挤压用力时不可用指尖与指甲切入。力度由轻到重，再由重到轻，不可突然用力，以局部酸胀、微痛或放松感觉舒适为度，动作应连绵不断。拿后需配合揉摩，以缓解刺激引起的不适之感。拿捏次数不宜过多，拿捏部位、用力大小要适当，提起时不可带有拧转。捻取部位要着实，不可过紧又不松脱，动作轻快连贯，不能断断续续。一指禅拿法中，四指拿最为多用，刺激量中等。五指拿法，又称五指抓拿，刺激量最强。无论哪种拿法，刺激量都较其他手法重，故应注意辨证施法。一指禅捏、捻、拿法虽变化多样，但核心之一就是拇指与其他手指的合力而为。只是根据肢体的部位不同，手的放置亦随之变化，同时又根据临证的需要而改变手法，又根据病变的深浅决定施力的大小。这是一指禅推拿手法的特点之一，一个手法可根据需要派生出其他相关手法，其关键在于掌握单式手法。

附

小儿捏脊疗法

小儿捏脊疗法最早记载于《肘后备急方》："治卒腹痛，拈取脊骨皮深取痛引之，从龟尾至顶乃止，未愈更为之。"小儿捏脊操作方法可以说是一指禅三指拿捏法的延伸运用。因为是在小儿身体上操作，其拿捏的幅度与力量都小了许多，故又称之为"小拿捏"。

患儿取俯卧位。术者双手同时分置于骶尾部两侧，由下至上运行。拇指在下，食指、中指在上，拇指力往上推，食指、中指同时合力拿捏，捏起后瞬间即放下，如此反复至大杼穴。整个手法操作过程中，拇指始终不离开皮肤，前行中拇指推力始终向前，途中遇到相关穴位需要重点操作时，做拿捏上提，操作有所谓"捏三提一"，上下循环3遍完成治疗。

第五节　按摩与揉和

按法与摩法都是最古老的推拿手法之一，古代文献中多有记载，如《素问·异法方宜论》"其治导引按跷"，《礼记·内则》"濯手以摩之，去其皯"，又《素问·病能论》"摩之切之"，《素问·至真要大论》"摩之浴之"。按法与摩法早期称按跷、案扤，后将两者合并作为一种治疗方法而称"按摩"。大凡用手在身体上推、捏、揉等归为"按"，而擦、摸、抚等归为"摩"。隋唐期间应用摩法常配合使用药膏，以发挥手法和药物的协同作用，称为膏摩法。如《圣济总录》曰："按止以手，摩或兼以药，曰按曰摩，适所用也。"

按法，以手指指腹或手掌着力于一定的部位或穴位上，沿与体表垂直的方向向深部逐渐用力，按而留之，称为按法。《医宗金鉴》曰："按者，谓以手往下抑之也。"按法强调不动，如明朝周于蕃《小儿推拿秘诀》说："按而留之者，以按之不动也，按之从手从安，以手察穴而安于其上也。"操作有指按法、掌按法，后者又有单掌或双掌重叠按压。按法常用于全身各部位，临床常与揉法组成"按揉"复合手法。

摩法，即以手掌或四指指腹着力于体表的一定部位上环旋抚揉。其以腕关节为中心，连同前臂、掌、指做轻柔和缓、有节律性的环旋运动。《医宗金鉴》："摩者，谓徐徐揉摩之也。"摩法适用于胸腹、胁肋部，力度强调中和，如《石室秘录》记载："摩法不宜急，不宜缓，不宜轻，不宜重，以中和之意施之。"摩法按接触部位分为掌摩和指摩，按病症虚实分为补泻操作，如《厘正按摩要术》："急摩为泻，缓摩为补。"

揉法，即以掌根、手掌大鱼际或手指螺纹面吸定于部位或穴位上，以腕为支点前臂做主动摆动，带动腕关节做轻快柔和的环行回旋运动。《小儿推拿秘诀》："揉以和之。揉法以手腕转回环，宜轻宜缓绕于其上也，是从摩法生出者。可以和气血，可以活筋络，而脏腑无闭塞之虞矣。"揉法操作时动作轻柔、协调，常作为一指禅推拿治疗的辅助手法，适用于全身各部位。揉法依据着力部位的不同分为掌根揉、掌大鱼际揉、手指揉法，其中手指揉法又分拇指揉法和中指揉法。掌根揉法常与按法复合成"按揉"，先动后静；手指揉法常与点法复合成"点揉"，先静后动。

和法，早期一指禅推拿手法中其作为单一手法提出，操作方式属于揉与摩的结合，即"揉以和之"之意，多用于治疗手法结束后，强调"和气血"的效果。现代推拿学将"和"作为大法，解释推拿手法具有调和气血、平和阴阳等特性，已不作为单一手法的称谓。

一指禅和法，是以摩、揉为代表的轻浅刺激手法的综合运用，之所以把它单独列出来，既强调手法"和"的重要性，也彰显其推拿思想上的深度。和法，与中药"甘草"的功效相似，予以调和药性。当治疗施用重刺激手法后，即施用摩、揉等轻浅手法，以舒缓重手法引起的身体过激反应，平复经脉气血的运行。摩、揉等手法本身有缓急止痛的作用，《石室秘录》有谓"中和之义"即在于此。《厘正按摩要术》中也指出："掐由甲入，用以代针，掐之则生痛，而气血一止，随以揉继之，气血行而经络舒也。"其上又记载："揉以和之。"由此可见和法的重要性古已详之，不可不知。

一、动作要领

按法能够使患者感受到力量的穿透或定向扩散，摩法讲究轻而不浮，揉法讲究重而不滞。以上三法操作要领为紧贴皮肤，用力稳健，持续不断。

一指禅按法有以拇指按，有时用中指或食指点按，用手掌压按者多用于腰、背及下肢等。单掌或双掌分按，按时着力部位要紧贴体表，压力方向垂直向下，用力要由轻渐重，当达到机体一定深部不能再推进时，微微调整送力方向，使刺激感觉充分透达深部组织。按压后轻轻提起稍作片刻停留，再做第二次重复按压。为增加按压的力量，在施术时可将双肘关节伸直，身体略前倾，借助身体的力量向下按压。按压时用力应稳健而持续，切忌用迅猛的暴力。按法结束时，不宜突然放松，应逐渐递减按压的力量。

摩法操作时上肢处于松沉状态，肘关节微屈，腕部放松，手掌平铺，手指自然伸直，着力部分要随着腕关节连同前臂做环旋动作，全掌贴压在部位上，四边均匀着力，如抚如摸，用力自然飘逸，顺时针或逆时针方向往复交替，频率不求过快，每分钟百次左右。操作追求不急、不缓、不轻、不重的实际效果。所谓"缓摩为补""急摩为泻"，如缓摩治疗慢性腹泻，急摩治疗便秘，是从动作的快慢获得不同的效果，也可以从效果来认识手法的"补泻"属性。摩法操作时常可手中涂抹药膏作膏摩。

揉法操作手腕要放松，以腕关节带动前臂做小幅回旋运动，着力稳健，腕部需要有一定的下沉力量。手指做轻柔的小幅度环旋转动，形式近似指摩或旋推。"一手三穴"的三指揉，即以拇指、食指、中指成爪状，指腹着力于三个穴位，腕关节摆动使三指做揉捏的综合动作，或边揉边做螺旋状前行。

一指禅揉法有拇指揉与手掌揉两法。

一指禅拇指揉法，以拇指内侧面为主，在患体局部着力揉摩。因其以大拇指侧面着力施术，故又称"大指旁揉"。此法接触面小，多用于四肢细长处，操作时根据部位的不同，和拇指相对的手指也随之变化，一般是食、中二指或食、中、无名三指共同与拇指配合操作。但无论是二指还是三指参与其中，都是附着在操作部位，起稳定手法的作用，不作发力。揉法的频率每分钟约 100 次。

一指禅手掌揉法，多用于身体平坦之处，如胸腹部等，施术时因是全掌揉摩，又称"满揉"。操作时要求掌自然伸展，平覆于施术部位，做揉推状，频率每分钟 80 次左右。摩法与揉法动作与一指禅推法的要求相近，在于腕关节的运用，上肢越是松弛则力量越容易透入。

二、手法辨识

手法上要注意区别按与压、摩与揉。区别手法的目的在于明确作用效果或力的效应，在按、摩、揉手法方面尤其有利于理解力量与效应之间的关系。

按法在现代推拿手法分类中归属于挤压类手法，从《素问·调经论》"按之则气足以温之，故快然而不痛"一语可知，按法重在温通，力量持续在肌肉层，一般不及深部骨面。一指禅按法运用如掌按法，其以单手掌或双手掌操作，而双手掌操作多在肢体两侧分开对称按压，用掌根着力下按，然后重复按压3~5次，一般不采取双掌叠压方式操作，以便有效控制力量。

压法在动作方式与按法相似，只在于强调用力沉重，使用部位除指、掌以外，还有肘压。指压法采用拇指或中指螺纹面按压，掌压法多以掌根按压，用力均较按法为重，可深压至骨面，适用于腰背及臀部肌肉较丰厚的部位。

按法与压法这类重压手法又多应用于保健按摩，常有将两法结合起来称为按压法。

一指禅指按法多与点法复合形成点按，或与揉法复合成按揉手法，以一手三穴法为代表性手法。

摩法操作时，仅与皮肤表面发生摩擦，不宜带动皮下组织，这是摩法与揉法的主要区别。揉法吸定动作轻快柔和均匀深透，带动深层组织运动，但不在皮肤上摩擦与滑动。

小儿推拿中运法是以拇指或食、中指端，在一定穴位上由此往彼做弧形或环形推动，实则是摩与揉法复合在较小局部的操作。由于该操作方法有从某处出发往某处结束的设计，故而称运法。

三、临床应用

指按法接触面积小，刺激强度可轻可重；掌按法相对刺激较和缓；摩法更为和缓舒适；揉法则为轻柔深透。诸法各有不同的适用部位。

按法具有温通作用，治疗寒湿所致的病症。《素问·举痛论》：“寒气客于肠胃之间，膜原之下，血不得散，小络急引故痛，按之则血气散，故按之痛止。”指按操作以穴位为主，如头面的百会、太阳等，腹部的中脘、天枢等，腰背脊柱两侧的夹脊穴、背俞穴等，可以治疗头痛、胃脘痛、腹痛、癃闭、痛经等。掌按法接触面积大，适用于腰背骶棘肌、大腿部和腹部，可以治疗腰背疼痛、脊柱病症等。

摩法具有和中理气、消积导滞等作用，常用于胃痛、腹胀、肠鸣腹痛、泄泻、便秘、下元虚寒等。

揉法具有宽胸理气、活血祛瘀、消肿止痛等作用，治疗脘腹痛、胸闷胁痛、胸胁屏伤、便秘、头痛及各种急慢性软组织损伤等。

按摩常用于胸腹、胁肋部，按揉适用于全身各部的穴位，有较强的疏通活络、活血止痛的作用。传统认为摩法在小腹部操作时，顺时针方向运行可通调肠腑积滞，起到泻热通便的作用，而逆时针方向运行则能温中止泻，发挥温补下元的功效，实际临床上二者区别不甚明显，其功效主要在于摩运一圈的大小、力度、缓急与持续时间。

四、练习方法

以上诸法练习时重点注意训练姿势、环旋运行与人体部位练习。

按法可以在练功袋上熟悉手法，从拇指按压到掌按，感觉平稳下按、力量适中的控制。

掌摩训练主要在练功袋上完成环旋，双手摩法或揉法走圆形轨迹，左右手先练习向内小幅环转，联动肩臂的环转协调后，再练习相反方向的环转，即左右手均向外画圆，做定位环形抚摩，双手交替练习，这样较容易练习螺旋形的移动。四指摩法要先在练功袋上做到动作熟练，训练腕关节的灵活性。有些教材提出练习者取坐位，这样不能够做到上肢的松沉，体会不到腕关节在操作中的摆动，而应在站立姿势下训练，做好沉肩垂肘，前臂至腕放松，腕关节主动画圈旋动，带动手掌在操作面依圆形摩动运转。

进入人体练习，根据人体各部位的形态特征和治疗作用学习手法操作，指按法在头面部，掌按在腰背部；摩法在腹部或背部练习，指摩主要在上腹部练习。练习时先做定位练习，后做移动练习；先做腹背部中位，后做胸胁、腹部两侧。

五、注意事项

临床手法运用应重视患者的承受程度，避免因为追求力大，使用蛮力、"生力"，导致医源性损伤，如屏气伤、骨折、皮下瘀血等。

按法在胸腹部操作时，施术手掌应随患者的呼吸而起伏，即呼气时徐徐按下，吸气时缓缓放松。患者不宜屏气，不宜说话，按时屏气极易引发屏气伤。胸胁部操作时禁用暴力，用力过大可致肋骨及肋间软组织损伤甚至导致骨折。揉按穴位或肢体内侧部位，力求部位准确，力度宜轻，手法过重容易引发皮下出血。

揉法操作需要柔和、轻巧，《保赤推拿法》有文字描述揉法的应用："揉太阳法。治男，揉太阳穴发汗，若发汗太过，揉太阴穴数下以止之。治女，揉太阳穴反止汗。"如取得发汗的效果，既需要手法渗透力明显，又需要避免不间断长时间的强硬刺激而导致局部疼痛。至于男女是否存在揉太阳穴的差异，还有待临床观察。

第六节 抖摇与叩打抹

按现代推拿手法分类，抖与摇属于运动类手法，叩和打属于叩击类手法，抹法属于摩擦类手法。一指禅推拿中以上五法是属于帮助患者肢体被动运动的手法，主要强调握手技巧和拍打的轻灵。一指禅推拿的抖法与传统搬法，操作时几乎相似，抖系大动，搬是微动，二者多结合同时使用，用于四肢末端。叩法和打法早年多用桑枝棒替代，随着时间的推移，现已很少使用。抹法临证应用范围较小，现多用于小儿或保健推拿。

一、动作要领

（一）抖法

抖法，早期扬州方言称"搬"，指将肢体被动产生有规则的小幅颤动。操作时用单手或双手握住患者肢体远端，稍做牵伸，然后做上下或左右的连续抖动。抖法操作颤动幅度要小，频率要快。抖法常与搓法配合，并作为结束手法。临床上常用单手或双手抖上肢、抖下肢、抖腰部等。

1. **抖上肢** 一手拇指与四指分开，按住患肩前后以固定肩部，另一手握住患肢手腕及小鱼际，拇指按住腕背横纹处阳池穴，其余四指扣住患者掌心，使上肢稍外展，双手合力稍做牵伸，并做抖（搬）动，幅度由小渐大，时间短促，使上肢远端做上下颤动。此法在一指禅推拿中亦称为"苍龙摆尾"。

2. **抖下肢** 患者取仰卧位，术者以双手掌根合抱患者踝关节内外侧，使之抬离床面 30cm 左右，小幅牵伸，双手做上下方向的连续抖动，使膝关节形成上下跳动。此法在一指禅推拿中亦同称为"苍龙摆尾"。

3. **腰部抖法**　以双掌按于胁肋下缘与腰骶两侧，左右手上下交错颤动形成腰部牵抖，常与搓法复合成为搓抖法。

（二）摇法

摇法，是使关节做被动的环转活动。操作时以一手握住或扶住活动关节的近端，另一手握住肢体的远端，做缓和的顺转或逆转运动。操作时注意幅度由小到大，动作宜缓和，用力要平稳。摇法适用于颈项部、腰部及四肢关节部。摇法常配合扳法，形成摇扳复合手法。《厘正按摩要术》记载："摇则动之，摇动宜轻，可以活经络，可以和气血，亦从摩法之中变化而出者。"《保赤推拿法》："摇者，或于儿头，或于儿手，使之动也。"一指禅摇法，多用于肩、腕、髋、踝等可动关节。面对患者，一般是交叉位一侧手固定肢体，同侧位的手摇动患者的肢体，其摇动方法随各关节的不同而各有差异。

1. **肩关节摇法**　术者取站立位，患者取坐位。术者站立于患肢的外侧，左手放置于肩峰上方，近肩胛冈处，拇指在前，其余四指在后。术者用右手握住患肢的腕关节上方，用肘臂托住患肢的肘下方做上抬，抬举至患者能耐受的高度为止。此时由其余术者的右手、肘共同发力做环转活动来带动患肩的摇动。术者左手的作用是固定患肩上方，以免肢体过多晃动而影响效果。操作时摇动幅度由小逐渐增大，频率不宜过快。

2. **腕关节摇法**　术者与患者都取坐位。术者与患者相对而坐，术者左手握住患肢的腕背，让患肢的手掌掌心向上，右手的五指满握患手的五指，两手呈倒扣状，做顺时针或逆时针的回旋摇动。一指禅推拿摇腕法采用搓抖复合手法，术者以双手掌根前后夹住患肢腕横纹上部，以掌根对搓晃摇，形成手部环形转动带动腕关节摇动。

3. **髋关节摇法**　患者取仰卧位，术者取站立位。术者站立于患者的患肢侧，一手握住患肢的踝关节上方，另一手附着于膝关节上方，双手合力至膝、髋关节屈曲位，屈曲度以患者的耐受程度为准。此时，术者以附着于膝关节上方的手为发力点，推动膝关节并以髋关节为轴心做旋转状摇动，幅度由小渐大，频率缓慢。

4. **踝关节摇法**　患者取仰卧位，术者取站立位或坐位。术者位于患肢的脚前方，左手握托于踝关节的下方，右手抓住足前掌处，拇指在上，其余四指握住脚趾，以右手为主发力做踝关节的摇动。一指禅推拿摇踝法采用搓抖复合手法，术者以双手掌根左右夹住患肢内外踝上部，以掌根对搓晃摇，形成足部环形转动带动踝关节摇动。

（三）扣法

叩法，是以中指或四指指端着力，在体表部位或穴位上进行叩击的动作手法。临床上也有以拳轮部叩击者，可称作击法。

（四）打法

打法，即用单手或双手，以手掌、拳背、手指端、掌侧面，或持桑枝棒击打体表，施术时在体表上一定距离击下。操作时要求肩肘放松，以腕发力，用力平稳，轻巧而有弹性，动作协调而灵活，频次连续而快。

（五）抹法

抹法，是擦法的简化运用。操作时用单手或双手拇指指腹紧贴皮肤，做上下或左右的往返推擦；也可用一手或双手的掌部，由上而下地对患肢进行抹动数次，此种方式多作为结束手法，以安抚患者身心。抹法操作时手指螺纹面或掌面要贴于施术部位的皮肤，用力要控制均匀，动作要和缓灵活，着力要求轻而不浮，重而不滞。

二、手法辨识

以上手法各有特点，抖法在于夹抱的灵活，摇法在于抓握牢固而摇动肢体，叩法和打法在于打击力度以及到体表后的停留时间。

抖法，是双手握住患肢的上肢或下肢远端，用力做连续小幅度的上下颤动。抖法频率快，力度轻，振幅小，一般用于肢体放松；加大幅度即转为摇法，用于肢体松解粘连。摇法主要使关节做环形摇转，使关节在生理功能范围内进行活动，依据各关节生理与病理情况，手法选择适度活动范围与力度，由小到大，由轻到重，自慢而快。抖是针对肢体末端的操作，摇是针对关节的操作。

叩打，小幅度叩击体表称"叩"，大幅度动作则为"打"。传统有用桑枝棒打法，仅限于颈项部、上肢外侧、腰部、臀部、大腿外侧，主要用于外伤、气血阻滞的疼痛病症。

抹动时，不宜带动深部组织。其同推法的区别，推法的运动特点是单向直线前行，有去无回；而抹法则是或上或下，或左或右，或直线往来，或曲线运转，可根据不同的部位灵活变化运用。小儿推拿手法的"分"与"合"冠之以推法，实际均属于抹法。

三、临床应用

以上各手法均有通利关节、舒筋活血的功效。抖与摇多应用于四肢，摇法以肩、腕、髋、踝为常用；叩打多用于腰背；抹法多用于额部、肢末。

抖法，不仅仅作为推拿结束时的放松手法，必要时也作为治疗手法，用于下肢瘫痪、痿痹。双手抖法辅助用于治疗急性腰肌损伤、腰椎间盘突出症等。抖法常与搓法结合应用，作为肢体病症治疗的结束手法，如抖腕、抖踝后加摇动关节。一指禅推拿强调，做抖动手法时，是在稍做牵引的状态下完成，常用于治疗中医的"筋出槽、骨错缝"等症。

叩打常用于头面、腰背、大腿，主治疲劳、头痛、四肢麻木等。叩打常配合其他手法治疗腰背酸痛、肌肉劳损及风湿痹病等，有促进气血运行、消除疼痛、缓解肌肉痉挛等功效。叩打也常作为推拿治疗或保健按摩的结束手法。

抹法常用于头面与颈项部，治头痛、头晕、颈项强痛、肢体酸痛、感冒、面瘫等。头额抹法常用作面部美容按摩手法。头面部采用指抹法具有镇静安神的作用。

四、练习方法

以上手法练习时着重如何将力量与幅度巧妙地结合在一起，很稳健地在双手操控。

抖摇的练习，首先需要学会接手，即正确稳定或抓握肢体，以及手法的着力位，力量向远端传送的能力。练习者在老师的指导下，体会动作节奏、幅度的把控，力量做到适中，掌握发力技巧，操作速度由轻慢逐渐加快，并连贯完成动作。初学者可以从掌握接手技巧入手，进而学会抖摇。

叩击的练习，提倡先在自己的腿部试力，体会力量轻重与节奏。在患者身体上练习时，需要获得患者的同意，由轻到重，同时询问患者的感觉、部位，直到患者感觉轻快舒适为止。

五、注意事项

临床应用时需注意手法的适用范围，应该根据病情的需求，尤其在实施抖摇肢体、叩打时，更要甄别轻重缓急。

抖摇、叩打都要把握患者肢体的适用范围与承受幅度，不可用力过猛，不要超出生理限度。

操作时，动作要缓和，用力要均衡，以利于控制患者躯体或肢体稳定，不可出现前后或左右摇晃，以免出现意外。

一指禅推拿操作抖摇时尤为倡导技法技巧的运用，用力稳健，由轻到重，不使患者出现任何不适感。

第七节　搓法与接手

搓法，推拿学教材将其归属为摩擦类手法。搓，扬州方言准确的含义为擦或推擦，生活中讲"搓澡"又称"擦背"。搓法从推拿动作效果而论也可以归为运动类手法，从技术设计而论属于接手的运用。其操作时术者以双手掌面夹住施术部位，相对用力做快速的搓揉，边搓边上下往返移动，同时形成肢体末端关节的被动运动。

接手，"接"扬州方言音义同"济"，"接手"又写作"济手"，有辅助之意。接手源于扬州方言的"箕手""箕撇子"，多指左手，或习惯于用左手的人。推拿中当一只手做手法时，另一只手即为接手，即有主手与副手相配的意义。

一、动作要领

搓法有四指搓与掌根搓，均以双手掌相对抱夹住患者肢体，操作过程如同搓线绳一般，双手掌前后交错揉动，要求掌心空虚，两手虚实交替，合抱力量不宜过紧，动作均匀柔和，搓动要快，移动要慢。该手法动作过程体现出抓得住，即如同吸在手中；走得稳，即不急不躁，如同顺势理线（图6-15）。

108

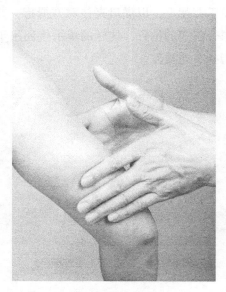

图 6 – 15 指搓法

　　搓法操作体现了双手"接手"的技巧——实不涩滞，虚不轻浮。这样的技巧，在接触患者的肢体时要求把握稳定、牢固，使操作一指禅手法时能够稳健，不滑脱。

　　就"接手"而言，临床常见三种情况。

　　一是常见的"单手接"，即辅助施术的主手操作。如推五指经法，术者一手握患者一手，另一手操作。术者面对患者操作时，一手同侧接握住对方手背，使手心朝上，虎口与虎口相交，用拇指压住并使对方拇指处于外展姿态，以便于主手以一指禅推手太阴经、手厥阴经、小天心、劳宫及推五指经（图6 – 16）。一指禅推拇指螺纹面的脾经及胃经时，也是以同侧单手接，术者以拇指顶住患者的拇指指间关节内侧，使对方拇指向上直立，充分暴露操作部位。一指禅推合谷、阳溪、阳池等穴，以及上肢手三阳经时，术者以单手交叉位如握手姿态接住患者上肢，使手背朝上，以虎口夹住对方拇指，并使之充分外展，充分暴露合谷穴的位置。这样的单手接还用于大鱼际㨰法在手背和手指指节的操作。

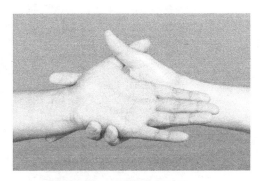

图 6 – 16　单接手（推五指经）

二是"交替接"，即双手交替操作，"接手"作为辅助主手操作，以便于主手实施治疗操作。随着操作部位的不同，操作时常会改变辅助稳定肢体的方式，主手与接手轮换。如固定头颈的接手操作，患者取坐位，术者以接手手掌第 1 掌骨背面贴靠住对方前额，稳定头颈，一指禅推实施颈项、颈肩部腧穴的操作，以及主手拿提风池穴的操作。一指禅推背部足太阳经时，左右手有在原位点交接，也有在对侧同穴位交接换手。一指禅推下肢足少阳经时，主手推臀部，接手在下肢外侧施大鱼际㨰法。一指禅推治疗肩周炎时，主手推巨骨至肩井，接手在三角肌外侧施大鱼际㨰法。这些都属于一指禅推拿在上下不同部位的主手、接手组合操作。接手如处于"闲置"时，可以放置在身侧而保持姿态的平衡与优雅。

三是"双手接"，即双手共同完成手法（图 6 – 17）多用于运动类手法如摇法、抖法。在运动关节时，"接手"有控制运动方向、幅度和协助完成全部动作的作用。操作时双手合抱肢体要求握住内外两边，双手拇指向上按住两侧，四指环抱托住下方，用力松紧适度、左右平稳，不可一把"死力"紧握患者肢体，甚至留下握手印迹。搓法的夹贴又增加了手法的前后配合协调一致，主次分明。

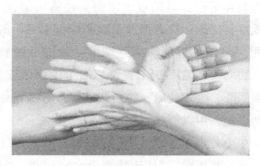

图 6－17　双接手（摇腕）

二、手法辨识

手法操作注意分辨搓法与捻法。搓法需要双手操作，多用于上肢肩部与手臂、下肢大腿部、颈根部、腰部等，动作幅度较大；捻法则以单手操作，主要用于手指、足趾，动作幅度较小。《厘正按摩要术》所说"搓食指：大指中指合而直搓之，能化痰"，这是将搓与捻法相混了。明清部分推拿著作中的"搓"实际为直推或推擦，如往来搓五经纹，实为推擦。搓法以纵向往返走位，带动肢体小幅度的抖摇为特征，手持部位移动则为搓揉法。

主手与接手在操作过程中常常交换，或由主手变为接手，或由接手变为主手，同时多数部位主次、轻重关系也随着转变，但也有根据治疗需要转换主次位置，主手从属接手而用力较轻。如摇肩关节，以上肢远端接手完成牵伸、摇动，主手按在肩部控制治疗部位。如实施上肢外展或上举拔伸，则以上肢远端主手完成牵伸、向上拔伸，接手辅助固定肩部。

三、临床应用

搓法为温和手法，是用双手掌面夹住施治部位对称用力，交替上下或左右搓揉，往返移动，具有局部温热、舒缓、活络关节的作用。操作时搓动快而移动慢，适用于四肢部、颈根部、腰部、胁肋部，常用于上臂部，用于治疗四肢关节不利、伤筋、颈部僵硬、腰背酸痛、胁肋胀痛等。搓法常作为推拿结束前的辅助手法，用以舒缓肌肉、关节。

搓摩，在小儿推拿手法中有搓摩两侧胁肋，以疏肝理气、消积导滞，名按弦搓摩。《厘正按摩要术》记载："搓以转之，谓两手相合而交转以相搓也，或两手合搓，各极运动之妙，是从摩法生出者。"其上又曰"摩左右胁：左右胁在胸腹两旁肋膊处，以掌心横摩两边，得八十一次，治食积痰滞。"可见双手两侧操作为搓，手掌动态为摩。

四、注意事项

搓法要在连续不断的移动中才能产生舒缓与温热感，当搓动速度快慢交替时就会产生肢体的被动运动，要注意把握手法的力量、速率和节奏等要素。

搓法的双手合夹力量要适当，应以"松"劲来操作，双手合力时切忌做成挤压形态，尤其是搓摩胸廓时，更应注意不可使蛮力、僵力，避免导致损伤。

接手要求精巧，充分运用术者手指的分合、外展、内收姿态，有效固定和展开操作部位。正是主手与接手的巧妙配合，双手才显现出精妙绝伦的艺术效果。

一指禅推拿强调在练功、手法练习、临证时不能忽视接手的重要性，接手的作用效果视同主手治疗手法一样重要，二者并进才能够收到事半功倍的效果。

接手闲置时不能够随意按放在患者身体上的任何部位，可以采取手臂后屈将掌背贴在身后腰侧或自然垂放身侧。当推法操作过程中患者肢体不能够适应主手手法运行时，可使用接手设法辅助或稳固对方肢体，以使手法能够顺利完成。

第七章　手法运用

推拿手法临床运用时，往往是将几种单一手法有序地叠加成为复合手法，也会设定手法程序形成组合使用。一指禅推拿手法经历史的沉淀，形成了一些固定操作程序或小型组合配方，主要有推五指经法、蝴蝶双飞法、蜻蜓点水法、一手三穴法、拿肩井法等。这些复合与组合手法是一指禅推拿技术核心，掌握这些核心技术也就获得了一指禅推拿的入门钥匙。如何运用好这把钥匙，是一指禅推拿的难点之一，需要多年临床实践与揣摩。

第一节　手法复合与组合

手法复合，是指在临证时，将 2 种或 2 种以上单式手法有序地叠加使用。这种叠加不是随心所欲的凑合，而是按照手法内在规律进行有机结合，合成的手法是在同一运行时段与同一治疗部位完成手法操作，最大程度上发挥手法的作用效果。

手法组合，是指治疗病症时，根据治疗部位、穴位或病情的需要，将多种手法组合成为分步操作或先后操作的治疗组方。一指禅推拿的手法组合，多数是利用相互关联的手法在原部位或原穴位上不经意间完成治疗的整个过程，也有在患者身体的上下不同部位、左右不同腧穴采取轮流操作，完成组合配方。

在推拿教材或一些推拿书籍中，手法复合泛指除单式手法运用之外，所有手法结合运用的方式，包括手法重叠复合、手法复式组方、手法特定组方等。其中，手法复式组方属于临床组方法则，而手法特定组方在小儿推拿称谓复式操作法，一般有特定名称，如水底捞月、打马过天河、飞经走气等。一指禅推拿将手法进行条分缕析，将手法重叠复合认定为手法复合，手法复式组方从属于临床手法组方，手法特定组方归纳为手法组合。手法组方内容见下节。

一、手法复合

一指禅推拿临床惯用复合手法，表现形式多数带有摆动姿态，使手法叠成不显呆板，形成独特技巧更显力量柔和。手法复合为以下几种。

1. **推揉** 最早见于《一指定禅》。该手法由推与揉复合形成"缠法"势态，可以认为是"缠"法的基础。操作时以拇指指腹横向滑推，回收时兼以揉法；或为拇指、食指、中指三指定点于三个穴位或部位，着力推向深部，三指指腹以揉法回收。该手法通过腕关节摆动，实现推与揉的有机结合。

2. **缠揉** 最早见于《一指定禅》，是缠与揉法分别实施的手法。该手法早期以一手施缠法，同时另一手作为接手实施全掌揉法，缠法在揉法的虎口内操作，多用于痈疽外症的消散、排脓；后期转变为一指禅推法顺接一指禅掌根揉法，多用于足太阳经背俞穴。

3. **点揉** 是点与揉法相结合的手法。操作时，以拇指的指峰为附着点，同时腕关节连续小幅度在尺桡方向摆动，带动至拇指指端做深部的揉动，或以指峰做环形揉动，这两种操作都用时短暂，形成力量的穿透感。点揉法改变了点法的呆板，使点而不滞，揉而不浮，刚柔相济。该法适用于腰骶部、下肢肌肉丰厚之处，常用于点揉环跳、风市、阳陵泉等。

4. 点按 即指点与按法在深浅位置随着呼吸实施潮汐式操作。此法有指腹点按与指峰点按之分。术者以拇指的指腹或指峰为着力点，拇指的指掌、指间关节均不可弯曲，由前臂、腕、指部同时垂直发力下点，上提手位至皮部，然后随着患者呼气再下按。此时发生的力有轻重之分，指峰产生的力最重，有所谓"以指代针"的效果，以按法缓解酸痛感又能够保持感觉不丢，按法同时还兼有探寻指下组织及调整方向的作用。点按法适用于全身腧穴，尤其适用于头面部、四肢关节部穴位，常用于太阳、睛明、曲池、合谷等。

5. 点颤 颤，指小幅振动。点颤，即在点法实施过程中做小幅振动。操作时，以指端着力下点兼带急速颤动，沉肩坠肘使指力深透。该手法以拇指的指峰为着力点，上臂、前臂、腕整体发力，引至拇指做颤动。点颤法多为单手点颤操作，也有双手点颤。颤动的幅度完全由术者臂力的释放来控制，结合腕部控制力深浅，二者结合，能将点颤法做到收放自如。点颤法如钻头下探，使酸胀感应向周围放散，适用于肌肉丰厚部位以及关节处，具有通经活络、行气镇痛等作用，治疗肌肉酸痛、运动障碍、腹胀腹痛等病症，如点颤肩井、天宗、风市等。

6. 点拨 拨法，严格意义上来说不属于一指禅推拿手法，而与点法合成复合手法。施术时，以拇指指峰部为着力点，拇指的指掌关节与拇指共同发力，沿着肌肉、肌腱等束状组织做横向点拨。点拨时，一般是由上而下施行，反复数次即可。该手法以点法为基础，在腕关节摆动下带动拇指完成点之后，增加横向运动方式，拇指滑动时力量更加渗透。点拨丰富、加强了点法作用，使得点法操作起来更加流畅，形成新的势态，扩大了点法的作用范围。该手法适用于背腰部、下肢，如点拨足太阳经背俞穴、上巨虚至下巨虚、跟腱等。

7. **揉摩** 是一指禅推拿的特定手法，为在掌背滚法的移动过程中形成的复合手法。掌背滚法操作时，在直线往返移动或弧形移动，移动过程中滚法转变为摩法。该手法以掌背为着力部位，掌心向上，五指虚握，腕关节控制掌背的滚动，上臂控制手部的摩法运动轨迹。揉摩法适用于胸部、腹部，常用于璇玑至鸠尾，上脘至下脘，气海至曲骨，期门、章门至带脉等。

8. **拿捏** 是拿法与捏法复合运用。拿，指挤压兼有提放；捏，指相对合力按压。二者结合形成拿捏提放的运动势态。操作时以拇指与食指、中指相对按压两侧腧穴或部位，指下感觉坚实时联动向上提起，向下放松后再次做下一个拿捏。采用该手法在不同部位进行操作时，应在力度、深度等方面有所区分。如拿捏带脉，双手置于腹部两边腹外侧肌，拇指与食指、中指合力捏实后，向外上提起，反复数次；可治腹胀腹痛、腰肌劳损、急性腰扭伤等病症。拿捏肚角，双手拿住肚角并向腹内捏实，向上提起，反复数次；常用于腹痛、腹泻、痛经、小儿消化不良、腹型肥胖等。拿捏风池，拇指与中指分别定位于两侧的风池穴，向内上提捏再下滑放松；常用于感冒、头痛、眩晕、耳鸣、睡眠障碍等。拿捏肩井，拇指在后与食指、中指合力（体形硕大者，可用拇指与食指、中指、无名指三指合力）拿住肩井穴部的斜方肌，向前下深部捏实，向上提起，反复数次；常用于感冒初期、颈肩酸痛、疲劳等。拿捏跟腱，拇指与食指、中指分别置于昆仑、太溪穴，合力挤压并捏起，拿捏腓肠肌部的光明与筑宾、阳陵泉与阴陵泉操作相同；常用于下肢酸痛、行走无力、肌肉萎缩等。拿捏动作有时兼有提拔，但不宜持续加力，避免损伤肌腱、血管等组织。

9. **拿揉** 拿法与揉法的复合运用，即捏提的同时，摆腕带

第七章 手法运用

117

动指端形成揉法。临床应用有拿揉肩井，操作时双手连续地提捏肩肌，并做向上或向内的揉动。拿揉小腿后侧，操作时术者拇指与食指、中指分别置于阴陵泉穴处和腓肠肌外侧头上端，如手位宽度不够，也可分别拿腓肠肌内、外侧头的上端，自上而下提拿小腿后侧肌肉，边拿提边揉动下行，直至跟腱处。拿揉小腿后侧具有松筋通络、解痉止痛等作用，常用于腓肠肌痉挛、偏瘫、腰椎间盘突出症、痛经等病症。保健按摩中，常用拿揉肩井消除旅行疲劳、烦躁、失眠等。

10. **拿法与揉法、抖法** 拿揉法、拿抖法在一指禅推拿临床中常复合运用，展示出推拿手法刚中有柔、柔中有刚的特性。拿法力重，加以揉法去其"狠劲"，使力趋缓，祛邪而不伤正。拿法时夹抖，使力峻猛，加速驱邪外出。

11. **按揉** 属于揉法的变化运用。术者选择以拇指指腹、中指指腹或掌根等为着力点，腕关节摆动带动形成圆弧旋转揉动，同时向下按压，完成按与揉相合的运动姿态。拇指按揉多用于四肢经穴，中指按揉多用于胸腹中部，掌根按揉多用于颈肩、腰背、臀部。按揉法常用于治疗急性腰扭伤、腰肌劳损、腰椎间盘突出症等。该手法双手操作多用于保健按摩，以掌指交叉重叠合夹按揉，多用于胸腹部、下肢等。

12. **按摩** 由于该称谓易与推拿治疗大法混淆，所以一般不单列作复合手法，或归入按揉法。按、摩、揉三种手法常常复合使用，当掌根按揉动作轻提至皮部时即成为按摩法，这样的复合手法是在深浅之间转换，力量下沉在深部揉动，力量上提在浅位摩动；缓停深按，疾走浅摩；轻重缓急尤为明显，满足了手法补泻的要求。按摩犹如在皮肤上滑行，时缓时急，时运时驻，流畅丝滑，潇洒飘逸，所以又适合手中带推拿介质做操作。该手法常用来解痉止痛，治疗肌肉疼痛、关节肿胀等，或作为推拿整理手法。

13. **搓抖**　属于搓法的延伸运用。一指禅搓法有用四指搓与掌根搓之分，均为双手操作。四指搓多用于四肢关节、肢干及胸胁、腰部。搓时，术者双手以食指、中指、无名指、小指四指伸直并拢，夹抱肢体两侧共同合力做上下搓抖。搓动时，由近端往远端或由上而下运行，小幅快动，从而带动远端关节的抖动。

胸胁搓抖，即为"按弦搓摩"，又称"按弦走搓摩"。该法操作时以四指或双掌在小儿胸胁两侧搓摩，并微微抖动腹部，从上而下反复多次，常用于咳嗽痰多或咳喘。成人治疗手法相同。腰部搓抖，操作时以四指或双掌在腰部两侧做小幅快速搓摩，带动腰与臀部抖动，常用于腰膝酸软、腰部僵硬。腕或踝关节搓抖，操作时以双手掌根合夹患者腕或踝关节上部，双手掌根采取上下方向的快搓慢移，或不见移动，患者肢体末端形成小幅抖动。

四指搓与掌根搓腕、踝关节既可单独使用，也可同时施术，即由上而下操作至腕或踝关节处时，术者手法自然转换交接，搓抖频率一致，往返数次即可。该手法常用于肢体瘫痪、麻木，关节僵硬，肌肉萎缩等。

一指禅搓抖的操作在于手腕的"松"，达到可随部位而动的能力，术者用搓的动作能出现带有抖动感或颤动感，就可避免过度挤压，这也是搓抖合用的寓意所在。搓法操作时复合揉法，如搓抖肩部时，常以双掌掌根在肩部搓揉，使手法柔和有力，形如狮子盘球。

二、手法组合

按手法与操作部位设定的手法协同组合，具有简单、成组、程序等特性。组合手法最早见于《针灸大成》，其中卷十保存了现存最早的小儿按摩专著《按摩经》，其《手法治病诀》中记载了 8 个协定手法，解释文中又增加了 21 个，但这些手法没有名称，只介绍在小儿推拿治疗中的一些操作方式。后期小儿推拿著作中提出所谓"大手法""复合手法"，近代小儿推拿学教材称之为"复式操作法"。

小儿推拿手法命名规律有如下三种。

1. 手法加穴位，如"运五经""掐后溪""揉脐法"等。

2. 手法加功效，如"分阴阳""运土入水""飞经走气"等。

3. 隐喻手法、穴位或功效，如"黄蜂出洞""水底捞月""猿猴摘果"等。

这些手法名称形象生动、趣味丰富，但较为抽象、隐晦，难以规范操作和准确传承。部分手法组合存在同名而异法，或同法而异名，或巧改手法操作，或巧立别名等情况。

一指禅推拿主动汲取小儿推拿手法特色优势，并且转化为运用一指禅手法并加以完善，不仅用于治疗小儿病症，而且还广泛用于成人各类病症，尤其是慢性病、多发病，积累了宝贵的临床实践经验。组合手法不仅具有临床实用价值，同时还充分彰显了深厚的手法功力。

1. 一指禅推五指经　《按摩经》有"运五经"，即以直推或揉掐五经穴。一指禅推拿改称为"五指经"，小儿以旋推，成人以一指禅正推法。操作时术者取坐位，患者取仰卧位或坐位，手臂平伸。术者用右手为接手托住患者左手，使掌心向上，左手为主手操作，左右手交替进行。推五指经时的"接手"尤为重要，如果不会"抓"，就无法充分稳定和显露出五指经的操作面，导致很难将这一手法做好。术者右手腕与掌自

120

然伸展，拇指与手掌相并，使掌心呈浅"窝"状，将患者的四手指平展于"窝"中，中指的末节放置于"窝"的大、小鱼际之间，接近掌根部，余指依此并列。如此放置妥帖后，即用一指禅推法，分别在四手指的螺纹面处操作。一般是从摆动幅度小的斜推法开始，逐渐过渡到正推法，因正推法的摆动幅度较大，初学者难以做到稳定与持久。最难操作的是推拇指脾经（图7-1），有特定的技法要求。推拇指脾经时，需要将拇指直立，在一指禅推的过程中不可出现滑落。术者的右手由平托变为竖立状，掌心紧贴患者的手背，用食、中二指的中节夹住患者拇指的指间关节处，拇指与手掌相对，将患者的手掌夹控于指掌之间。这样将拇指架实后，用一指禅撒指（太极功）推法，在其拇指的指腹部进行推运。

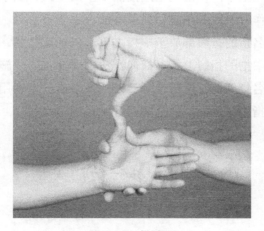

图7-1 推脾经

五指经推法的完整操作过程，需要推全五指。临证时因病证的不同，而在相关的指端经穴推运的时间长短、力的深浅不一。其中推心经图示如下（图7-2）。

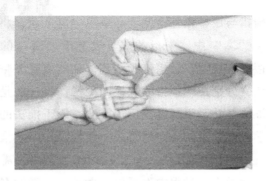

图 7 − 2　推心经

2. 猿猴摘果　"猿猴摘果"最早见《按摩经》，后期出现了 6 种不同的操作方式，但总体以捏提、掐法为主，小儿推拿用于消食。一指禅推拿手法的"猿猴摘果"与之名称一样，但操作手法完全不同，由五指经推法衍生出变式，因手法形象而得名。操作时，术者用右手握患者的一手于掌心处，将患者的食指、无名指的指腹部放于中指之下，以托起中指，术者用左手在患者中指的指腹上施一指禅推法（图 7 − 3）。施后再变将食指、无名指置上，中指在下，以托住二指，术者用左手在患者二指的指腹部用一指禅推法而分别推运之（图 7 − 4）。这是

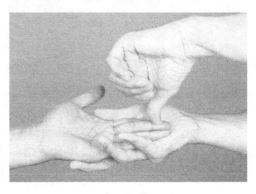

图 7 − 3　猿猴摘果（1）

一指禅推拿独有的推拿手法，在内科诸多病症中使用频率极高，技巧性很强，需要有扎实的手法基本功方能胜任。

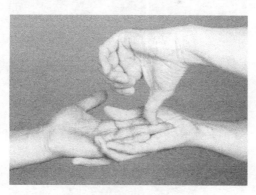

图7-4　猿猴摘果（2）

3. 一指禅推八卦、推三关、运六腑　推八卦、推三关、运六腑是小儿推拿中常用的治疗手法，丁氏将其引用到了成人推拿中。名称、部位一样，但具体操作手法则是不一样，取义也不尽相同。这些手法又常与推五指经法组合成方。临证时推五指经完成组合手法，进入推八卦时，推运手法不停，但施力应轻浅，一带而过，即进入下一操作手法，如行云流水，顺势成章。

推八卦：一指禅推拿有内八卦与外八卦之分。操作内八卦时，以掌心为圆心，至指掌关节横纹的2/3长为半径画圆处。术者取坐位，患者取仰卧位，手臂平伸。术者以左手抓握患者一手的食指、中指、无名指、小指四指的近指掌关节处，掌心向上，用一指禅推法推运内八卦。操作外八卦时，将患者的手翻转至手背向上，外八卦的推运一般不施用推法，大多是施用一指禅大鱼际㨰法（图7-5，图7-6）。手背较为平坦，施行大鱼际㨰法时尤为流畅，更重要的是刺激量均匀、平和。

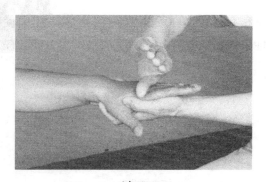

图7-5　滚外八卦（1）

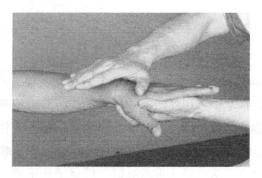

图7-6　滚外八卦（2）

推三关：一指禅推拿中三关的名称、定位与小儿推拿穴位相一致。《按摩经》中操作三关，强调"先掐心经、点劳宫"，然后接着推三关。一指禅推拿操作时，术者取坐位，患者取仰卧位，手臂平伸。术者坐其手臂前外侧，一手托握其手腕背处，另一手施用一指正推或偏峰推心经，向上走至劳宫穴，经小天心斜走太渊，接着推前臂桡侧的"三关穴"，由远端向近端推运，节节上升。

运六腑：六腑，属小儿推拿穴位，操作多以"推三关、退六腑"循环运作，而一指禅推拿则是单独操作。操作时术者接手将患者的前臂置于手向上的直立位，以大鱼际搽法从前臂肘部沿尺侧走向神门穴，由近端向远端滚动运行，用力轻柔，频率略缓。

推三关、运六腑具有通经行气、平衡阴阳、调节寒热的作用。

4. **飞经走气**　此语最早见于明朝徐凤的《针灸大全·金针赋》，主要表达循经催气的各种针刺补泻手法。《按摩经》认为，"飞经走气能通气"，具体操作"运五经穴，后张开五指在内关拍打，再推心经，揉气关"。一指禅推拿"飞经走气"操作在四肢经脉由远端走向病痛区域，如治疗牙痛，先推手阳明经合谷、手三里、手五里，点口禾髎、颊车；再如治疗痛经，先一指禅推三阴交至地机、交信来回往返操作，点揉关元、中极、曲骨等。

5. **蝴蝶双飞**　为一指禅推拿特有的命名与操作手法。操作时患者取坐位，术者站立其身后，双手同时使用一指禅偏峰推法，从风池穴至颈根部往返3遍（图7-7），接着以一指禅正推法从颈根部经肩井至巨骨穴施术，双手均需采用撒指推法，犹如蝴蝶双翼飞舞，美丽浪漫（图7-8，图7-9）。该组合手

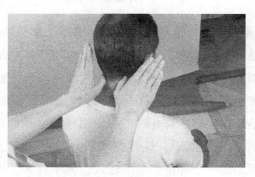

图7-7　蝴蝶双飞（1）

法兼有功法演示性质，临床治疗病症多以单手交替操作。

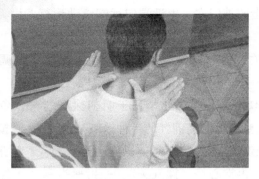

图7-8 蝴蝶双飞（2）

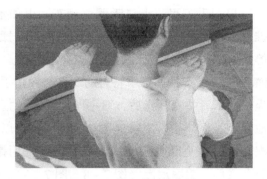

图7-9 蝴蝶双飞（3）

6. **拿肩井** 为一指禅推、拿捏、拿揉、拿抖的手法组合，用于治疗感冒恶寒无汗、颈肩病症等，也用于推拿结束的收手手法。一指禅推拿定肩井位置在肩部中段，即斜方肌中段厚实部位，前方至锁骨上窝，后方至肩胛冈上部，不限于取穴位置。常规治疗病症施术肩井时，一般用单手拿揉即可，若是操作"拿肩井"则用双手，这时的"肩井"已超出了狭义的穴位概念，而是指一个部位，范围较穴位大了许多，因而主治范围也比狭义的肩井穴有所扩大，还可用来发汗，治少阳、太阳之头痛等。

拿肩井的全部操作包含拿捏、拿揉、拿抖 3 个步骤。操作时术者双手分别置于患者的双侧肩井部，以拇指与食指、中指指腹的合力拿提，沿斜方肌由颈根向肩端来回拿捏（图 7 - 10）；接着拿提以肩井为中位，前后延伸并向颈根驱动（图7 - 11）；拿抖手法渐进变为前后位的搓抖，左右交错移到颈根，用双手大鱼际相合揉搓带抖，分步骤操作。操作时不宜抠掐、抓拿，以免损及皮肤。拿肩井具有活血通络、解痉止痛、祛风散寒等功用。

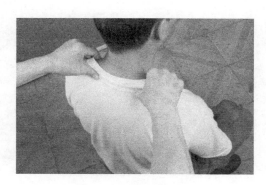

图 7 - 10　拿肩井（1）

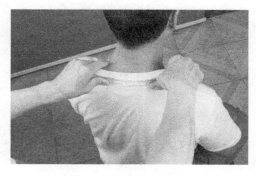

图 7 - 11　拿肩井（2）

7. **蜻蜓点水** 为一指禅推拿特有的命名与操作手法。该法是施用一指禅推法，在头部或颜面部特定穴位进行操作的方法。操作时术者取站立位，患者取坐位或仰卧位。如推头顶部百会、四神聪穴时，患者取坐位，术者站立于旁侧。术者双手配合，接手手掌自然轻附于头顶，拇、食二指分开，其空隙处置于穴位上留出空间，另一手在其空间的穴位上施推（图7－12，图7－13）。如推颜面部印堂、鱼腰、睛明、承泣、迎香等穴时，患者取仰卧位，术者立于其一侧，以一指禅偏峰在穴位上施用推法。

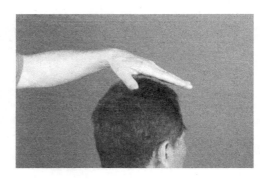

图7－12 蜻蜓点水（1）

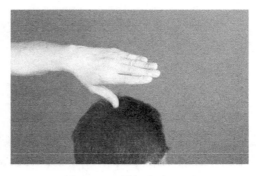

图7－13 蜻蜓点水（2）

8. **苍龙摆尾**　此名称见于《按摩经》，小儿推拿施用"手捻小儿小指"，《小儿推拿广意》又衍生出组合操作，均为摇动手指与前臂，治疗发热、烦躁。丁氏一指禅推拿发展了原手法用意，将其应用于成人，分为上肢与下肢不同操作。其中上肢操作由小儿推拿衍生而来，但摇动范围涉及整个上肢。操作时术者的一手点按肩髃穴，接手抓住患者手大鱼际部，摇抖患者上肢（图7－14）。

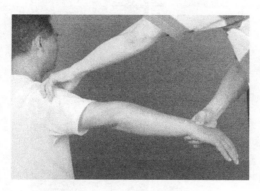

图7－14　苍龙摆尾

下肢操作时，患者取俯卧位，术者立于患者下肢端，双手紧握患者踝关节上方，术者双下肢略下蹲，双上肢同时发力作牵引状，在患者身体未被拖移时，做下肢的上下抖动。左右腿交替进行2~3次。此法多用于腰椎疾患的整复，屡有显效。

9. **一手三穴**　为一指禅推拿的特有手法，由丁鸿山先生首创。在长期的临床实践中，丁鸿山先生依据一指禅推揉复式手法，融推、摩、点、揉于一体，结合小儿身体特点，创建了用于小儿疾病的推拿治疗手法——一手三穴，后发展成为成人的治疗手法，多用于四肢部位。操作时以一手的拇、食、中三指的指腹为附着面，三指分别置于三穴上，以腕关节摆动带动三指同时均匀施力，形成三指的推揉、拿捏等动作。操作时吸定三穴为一组，手法运行中可以随治疗设定进行变换，如上肢的肩髃、臂臑、臑会，接五里、清冷渊、消泺，常用于治疗肩周炎、颈椎病引起的上臂痛（图 7 – 15）；下肢的阴包、血海、箕门，接血海、梁丘、伏兔，常用于大腿酸痛、登高乏力。当手位不能够形成三穴时，操作多以阿是穴配组。

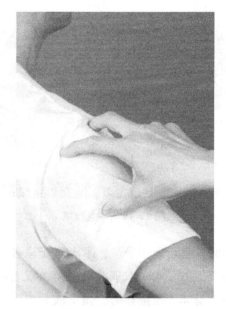

图 7 –15　一手三穴

　　推五指经、猿猴摘果、推三关、运六腑、蜻蜓点水、蝴蝶双飞、拿肩井、苍龙摆尾、一手三穴法等，都是丁氏一指禅推拿中独有的手法技巧，历经近百年传承而形成相对稳定的操作组合。其手法操作难易不一，但有一点是共通的，就是如果没有纯熟的手法基本功底，很难做到临床实用，即使手形样式做到了，若没有所需的力道，也是很难取得治疗效果。

另外，运用组合手法时，应注意操作细节要规范、严格，接手转换时考虑患者的感受、形象等。如施推百会穴时，没有接手搭架子，就会把患者的头发推得凌乱不堪，这在一指禅推拿规范操作中是不允许的。

第二节　手法组方

一指禅推拿强调"循经络，推穴道"，通过对病证的辨证过程，判断主症或发病部位的分属归经，也即经络辨证；内脏病证常常结合八纲辨证识别"寒热、虚实"等属性，进而确定治疗组方，包括手法名称、取穴，或增加辅助治法。《一指定禅》记载，组方原则遵循近部取穴加远端循经取穴。其中"近处穴治""近处寻穴""近患是穴""患处之旁见穴"等描述均属于近部取穴。远端循经取穴，是根据病证或病变部位的经络所属进行取穴，《一指定禅》认为各种病证在十二经、十五络都各有"科分"，分辨经络受邪拟定手法与配置穴道，如"穿胸：肺经受邪。咳嗽不止，流清涕，胸前有梗钻痛。即揉两缺盆穴、紫宫，刺中魁、大小骨空"。局部病证的"科分"也需要兼顾经络受邪进行组方，治疗"头风"如属于外受风邪，推揉印堂、丝竹；而雷头风或偏正头风属于瘀阻经络，除推揉头面局部，还循经取"膏肓、心肺两俞、魂门七心"等穴。可见，一指禅推拿治疗组方科学处理了病位与部位、体质、病程的治疗关系，从而制订出推拿手法与经络、穴位相吻合的有效方案。

推拿治病，一切都是通过手法的实施来实现的。如同中药处方和针灸配穴一样，推拿组方也有主次之分、配伍禁忌。但同时推拿组方又与它们有许多不同之处，推拿医生不仅要审症（证）选手法，即因症（证）的不同来选择不同的手法来治疗，而且还要考虑患者体质、操作部位、病变部位以及病程长短等因素。相关的经络穴位、脏腑、肌肉等其他因素，在这样的前提下还需考虑操作的条件和组方原则。

一、患者体质

患者的体质因素是手法组方首先需要考虑的原则。患者的体质强弱，会直接影响到对推拿手法刺激所承受的程度。体质强者，可选择点、按、滚、拿等刺激量较大的手法种类，以取施力持续、深透，事半功倍。体质弱者，则选择推、揉、点、摩等刺激量稍轻的手法种类，以使患者在不觉痛苦中病愈。由于年龄的差异，推拿临床上多把老人、幼童归属于弱者，对他们应小心慎用扳转、整复等大手法，甚至弃用。

二、操作部位

随着患体操作部位的不同，要相应地变换手法类型，将手法从治疗目的出发，在同一部位或不同部位上有序地组合起来。如操作上肢部位时患者取坐姿，术者坐其侧后，双手交替操作。其中肩周、肩胛部多施用一指禅推法，肢干部多施用一指禅滚法；之后连接施用点揉、点拨、拿捏等手法，重点穴位加施点按、点颤等法；接着再施搓、抖、摇等手法结束。这一过程，主次分明，轻重有序，充分反映出一指禅推拿手法操作的规范性与完整性。

三、病变部位

推拿临证时，经常会对病症所在的部位直接施用手法治疗，这也是常用的手法组方原则。如"落枕""闪腰""岔气""呃逆"以及关节功能紊乱、关节脱位等诸多病症，在明确诊断的基础上，选用合适的手法，正确施用，常会收到"立竿见影""手到病除"的效果。

四、病程长短

疾病的发生有急慢之分，病程有短长之别，因而治疗的过程也就有了区别。

推拿手法治疗，同样应本着"急则治其标，缓则治其本"的大法，着力围绕消除主症及与本症相关性的问题，是手法组方的一个原则。急症，尤其是痛症，就可选用较重的手法，以在短时间内消除或减缓主要症状。待主症减缓后，再针对病因而选择相关手法治疗，使之痊愈。慢性疾病，则可标本同治。推拿手法组方应多样而均衡，而且是动态的"守方观效"。

必须提出，无论是考虑哪一因素，任何阶段的推拿手法组方，具体实施操作时，都必须遵守手法操作程序"三段论"（具体内容详见下节），以期达到有效、安全之目的。

第三节　手法操作程序

一指禅推拿操作时，有着近乎程式化的次序。就像练习易筋经、太极拳一样，有起势、招式、收势。一指禅推拿为将手法有序展开，获得最佳效果，归纳出手法运用"三段论"，即入手、治疗、收手。这里面有两层含义，一是在治疗某个病症时，要有这三步骤；二是在实施的每一步骤中或更小到施术每一穴位时，也要有这三步骤。这是一指禅推拿的精髓之处，要求把这一理念贯穿在手法治疗的始终。

一、入手阶段

入手阶段，医患双方都需要做好治疗的准备。医患肢体接触，需要营造轻松治疗环境。

每个患者对推拿手法的接受程度都不一样，对外部刺激的敏感性存在明显的差异。因此，在手法操作的起始阶段，切忌使用高频率、重刺激、关节整复等手法，以免引起身体过度保护性反应，影响手法施行，达不到预期效果。一指禅推拿多以一指推法入手。一指推法，施力轻重易于把控，手法轻重是相对于深浅而言的，所谓的轻手法可以着力于皮部，中重手法力达中部、深部。入手部位与轻重，应尽可能给患者良好的适应，最大限度消除恐惧心理，使得肢体放松配合治疗。如是小儿，尽量不要让其独自在诊疗床上，最好由家长抱坐于大腿上，与医者相对而坐，以取得患儿能够安静地接受治疗。

此阶段所施的手法，要求平缓柔和，渐进加力，频率逐步加快。术者需要善于观察，感受到患者的身体反应，培养出敏感的手法反馈信息获得的能力。尤其是急性疼痛患者，在明确诊断的基础上，施用平缓手法后，逐步减轻或缓解了患者身体受术部位的痉挛、疼痛，便可实施治疗手法了。

二、治疗阶段

此阶段针对病症实施有效的治疗，手法要做到部位准确、作用到位、力量适度。

所谓治疗，是说在"入手"操作后，患者的身体已处于完全放松状态，可以施用更具针对性的手法，以调整脏腑气血的病理变化，或筋脉、关节的功能失错，建立新的阴阳平衡。

此阶段手法的实施对获取好的疗效至关重要。医生在辨证、辨病、诊断完成后，对该病证采用何种手法能够取得好的效果，需要做到胸有成竹。

急症即攻之，即对于发热惊风、筋伤扭错等急性病症，宜采用短促、峻烈的攻伐手法，驱邪外出，或理筋整复，以能在短时间内减轻或消除主症。

缓症稳固之，即对于脏腑气血机能失和，痹病、痿病等，需要多个疗程施治的病证，应拟定好治疗法则和实施方案，做到稳守大法不变，所谓"守方观效""效不更法"。在这一治疗时间段内，每次操作从配穴到手法种类都不作多变化，直至疗程结束。此阶段所施的手法多以复合组合手法为主，如一指禅推、滚揉、点按、按揉等，手法刺激量稍重或重，用力均匀沉稳，渐次催力，深透到位。

在治疗小儿的过程中更应注意把控手法的刺激量，当以一指禅推揉、点揉为主，做点按、关节整理等手法时，以不引起小儿过度刺激反应为准则，"点到为止""见好就收"。治疗全程可多重复几次，把整个治疗的时间段延长，以弥补每个部位或穴位治疗时间的短促与不足。小儿病症的推拿治疗，一般来说，每次治疗时间都应超过成人。

三、整理阶段

此阶段亦即收手阶段。做好整理手法，即完成治疗小结，此阶段应给予患者舒适、缓解的感觉。

所谓收手，是指医生对患者实施推拿手法治疗结束前的操作过程。其目的是为了消除推拿手法治疗，尤其是重刺激手法操作后，在患者身体上留有的应激反应，达到治疗小结的作用。给患者以结束提示和轻松、舒适的感觉，对疾病向愈转归具有积极意义。此阶段以一指禅推、揉、搓抖、摩抹等手法为主，操作力求平稳柔和、疏理机转，力量轻而不浮、交接流畅，以和（法）为贵。

　　这里特别提出的是，不要忽略"三段论"第二阶段的含义，即在施用以上三阶段的手法时，尤其是施用治疗阶段的一些重刺激手法时，也应遵守入手、治疗、收手"三段论"这一原则。如施用一指禅点按法，首先找准所施部位或穴位，做好手法操作准备，是谓入手；即刻施行点按过程是谓治疗；后接摩揉以使平复，是谓收手。再如关节错缝或粘连的整复，患者安置好体位，医生入手操作以放松关节周围经筋、肌肉，急速手法治疗整复到位，接着施以搓揉等手法整理完成三阶段。其他病证治疗以此类推，这是取得推拿治疗有效与安全的基础。

第八章　治疗病症

随着时代的发展，医院科室的建制越来越细化，分科、分病种看病成为一种趋势。因此，推拿科所涉及的病症正逐渐收窄，时下多以运动、神经系统疾病的治疗、康复为主。尽管如此，推拿医生也应该掌握、了解推拿疗法对其他系统疾病的治疗作用，因为推拿对许多病症疗效显著，而且对有些病症的治疗，甚至是其他疗法无法取代的。

《一指定禅》创编早期，推拿治疗方法从探索"痧症"治疗经验入手，进而应用到内科各症、外科痈疽等，甚至治疗传染病的早期病变。现代一指禅推拿疗法有着广泛的疾病治疗谱，适应证广，尤其擅长治疗头痛、感冒、眩晕、失眠、心悸、呃逆、胃脘痛、咳喘、高血压、冠心病、糖尿病、腹泻、便秘、劳倦内伤、月经不调、痛经等内、妇科杂病，优势病种包括中风后遗症等神经系统疾病，以及颈椎病、漏肩风、关节疼痛等痿病、痹病。

以下列举部分推拿科最常见的病症，也是选取一指禅推拿治疗行之有效的临床适应病证为其范例。

第一节　感　冒

感冒，轻者俗称"伤风"，数天即愈，重者引起流行者为流行性感冒。当气候变化、受寒、疲劳、抵抗力减弱时容易发病。发病之初，症见头痛、鼻塞、打嚏、流清涕，后见喉痒或咽痛、咳嗽以及项背痛、发热等，甚则出现恶寒高热、头痛、周身酸痛、疲乏等症状。中医学根据病邪轻重将感冒分为风寒、风热等不同类型。《一指定禅》指出"头痛、寒热类于伤寒，咳嗽、烦闷类于伤风"，医生需要详辨病邪与病位。

治疗：解表祛邪，清热散风。

推拿部位：前额部、颈肩部、上臂部。

取穴：风池、太阳、印堂、迎香、天柱、肩井、大椎、大杼、风门、曲池、合谷、少商等。

手法：抹法、一指禅偏峰推、点揉、推擦、一指禅推法、拿法。

操作：患者取坐位或仰卧位，开天门，以抹法从印堂至神庭数遍，一指禅偏峰推攒竹、太阳、迎香等，点揉两侧迎香、鼻通10遍；蝴蝶双飞，拿风池穴至颈部两侧直至颈项根部，由上自下反复8～10遍；一指禅推大杼、风门、曲池、合谷各穴；拿肩井，以酸胀为度。发热、头痛，着重推太阳、印堂、大椎、曲池、合谷，点风池至颈项部，拿肩井促使微出汗。鼻塞多涕，以迎香、鼻通为主，加点揉风池。咽喉疼痛，推擦天柱、掐少商穴，一指禅推合谷。咳嗽，一指禅推孔最、风门、肺俞，拿肩井。

提示：推拿治疗感冒能够即时缓解症状，但持续时间较短，必要时一日治疗2次。推拿手法适宜柔和渗透，穴位操作强调得气感。嘱患者治疗期间注意休息和保暖，多喝温水。

第二节　胃脘痛（附：呃逆、呕吐）

胃脘痛是指以上腹部经常发生疼痛为主症的一种消化道病症，常见有慢性溃疡病、慢性胃炎、胃下垂以及胃神经症等。

溃疡病有上腹部呈周期性疼痛的特征。胃溃疡多在进食后1～2小时内疼痛；十二指肠溃疡多在食后4小时内疼痛，进食后每可缓解。发作时上腹部有轻微压痛，胃溃疡压痛点在正中线或偏左侧，十二指肠溃疡多偏右侧。慢性胃炎疼痛无明显规律性，一般可有上腹部触痛或隐痛，食欲减退，进食后其痛加重并有饱胀感，病程迁延，可见疲弱乏力、面色苍白等全身症状。胃下垂，食后上腹部有下坠感、隐痛或胀痛，平卧后每可缓解。胃神经症疼痛无规律，每以情绪激动而发作，上腹一般无压痛或有压痛而部位常变动。

从中医学角度分析，胃病之成因与肝、脾、胃有关，常见者如肝气犯胃、脾胃虚寒、胃气虚弱以及瘀血凝滞等，导致中焦气机阻滞不通而作痛，而饮食冷热不均、饥饱无常、气候变化和情志过度也与胃痛之发作有重要关系。

治疗：理气止痛。

推拿部位：胃脘部、背部。

取穴：膈俞、肝俞、胆俞、脾俞、胃俞、中脘、建里、足三里。

手法：一指禅推法、掌背滚、摩法、揉法、按法。

操作：患者取俯卧位，医生先用一指禅推膈俞、肝俞、胆俞、脾俞、胃俞，时间约5分钟。患者取仰卧位，医生用掌背滚法在胃脘部治疗，按揉中脘、建里、天枢等穴，再用一指禅推法在中脘、足三里等穴治疗，时间约10分钟。胃痛胀气，增加按揉章门、期门，各穴约3分钟。消化不良，增加摩腹，约5分钟，点按足三里。

提示：《一指定禅》："胸胃痛甚：痨伤过度：揉胃肺两俞、百劳、魂门。"推拿治疗需要分辨虚实，实证用泻法，虚证用补法；一指禅推以背俞穴为主，滚法、揉法以腹部胃经、任脉为主。嘱患者日常注意饮食时间、饥饱和冷热，自我调养有利于胃病痊愈。

附

呃逆、呕吐

呃逆

呃逆俗称打嗝，中医学称"哕"，主要由胃气上逆所致，凡饮食生冷、嗜食辛热、情志不畅等均可引起。急病或久病之后见呃逆，常为病情加重的表现。症见喉间呃呃作声，声短而频，发作可持续数小时，严重者甚至昼夜不息。也有间歇发作者，可达数月不愈。呃逆影响呼吸、饮食、睡眠。按其呃声强弱与脉象等，可分为虚证和实证。

推拿治疗部位以胸腹部、背部为主。手法包括按揉缺盆、天突，掌背滚膻中、中脘，一指禅推法膈俞、胃俞、内关，摩腹。

操作：患者取仰卧位，医生以按揉法刺激缺盆穴，使患者有酸胀感，每侧1分钟；掌背滚，从膻中至中脘，2分钟；一指禅推膈俞、胃俞、内关，往复3~5分钟；摩腹，6~8分钟。

提示：推拿治疗呃逆具有明显的效果，发病初期治疗效果较好。一般性呃逆，点按攒竹或完骨、翳风，即可停止。点按缺盆穴，向膈神经方向，操作随呼吸下按与放松。嘱患者注意保暖避免寒冷的刺激；少食生冷辛热等食物；保持情绪安宁，专心做些其他事务以分散注意力。

呕吐

呕吐是临床症状，除了一般消化道疾患外，还可见反射性呕吐、神经性呕吐等。神经性呕吐，多见于女性，常与精神因素有关，中医学分析其多因肝气犯胃、胃失和降所致。反射性呕吐每发于食后，可有恶心但无强烈的恶心动作，常随口吐出，吐出量不多。颈椎病中的颈性眩晕严重者，也会伴有恶心、呕吐的症状，应加以鉴别。《一指定禅》："胃寒呕吐黄水：揉全背部、胸前、三焦、魂命门。"

推拿治疗以腹部为主。手法包括中指揉中脘、气海，一指禅推身柱，点揉风池，远取点按内关、太冲。

操作：中指揉中脘至气海，各穴 3 分钟。一指禅推身柱，5 分钟；推足三里、内关，点按太冲。点按、点揉风池。

提示：一般性呕吐、神经性呕吐及颈性眩晕呕吐均适合推拿治疗，尤其是神经性呕吐及颈性眩晕呕吐，用推拿治疗见效明显。神经性呕吐临床表现虽有一定的特征，但须注意排除某些器质性病变，如脑病、肿瘤等。

第三节　大便失调（包括泄泻、便秘、婴幼儿腹泻）

大便失调包括泄泻、便秘和婴幼儿腹泻等病症，以下分别叙述。

一、泄泻

泄泻，又称腹泻，是指排便次数增多，粪便稀薄，甚至腹泻如水样。该病以夏秋两季为多见。急性泄泻与受寒湿和不洁食物有关，发病急骤，大便稀薄或夹黏液，日行 5～6 次或 10 余次，腹痛如绞，肠鸣辘辘，泻后痛减，神倦乏力。慢性泄泻表现为大便溏薄，完谷不化，反复发作。其中脾虚者稍食油腻即泻或排便次数增多；肾虚者黎明前有脐周痛，肠鸣即泻，泻后痛减；肝气乘脾者每遇情绪波动而诱发泄泻。

治疗：健脾和胃，温肾壮阳，疏肝理气。

推拿部位：腹部、腿部，以足阳明经为主。

取穴：中脘、气海、天枢、大横、足三里、上巨虚、下巨虚、肾俞、大肠俞、长强。

手法：一指禅推法、摩法、按法、揉法、拿法。

操作：患者取仰卧位，医生以一指禅推中脘、气海、天枢、大横，每穴操作约 3 分钟，摩腹 5 分钟。一指禅推足三里至下巨虚，往复操作 3~5 遍，点按各穴。患者取俯卧位，医生以一指禅推肾俞、大肠俞，往复 3~5 遍，点按长强。患者取坐位，医生予以拿提腹部。

提示：推拿临床以治一般性慢性腹泻为主。如由肠结核、肿瘤等引起的泄泻，不宜推拿治疗。急性肠炎引起的腹泻，以药物治疗为主，推拿辅助治疗具有缓解腹痛、改善症状的效果。胃肠功能较弱的患者，日常需要注意饮食清洁，不宜油腻。

二、便秘

便秘是指大便秘结不通，排便时间延长，或欲大便而艰涩不畅的一种病症。便秘作为主要症状可见于各种急慢性疾病。中医学认为便秘属大肠传导功能失常，并涉及脾、肾，总与津液不足，燥热内结，或身体衰弱，气血不足有关。患者常见排便困难，经常三五日或六七日才能大便一次。部分患者大便次数正常，但粪质干燥，坚硬难排；或时有便意，大便并不干燥，但感觉排便乏力，排出艰难。

治疗：健运胃肠，和肠通便，益气和血。

推拿部位：腹部。

取穴：中脘、天枢、大横、脾俞、肝俞、八髎、长强、足三里、照海。

手法：一指禅推法、按法、摩法、推抹、揉法。

操作：患者取仰卧位，医生以一指禅推中脘、天枢、大横穴，每穴操作3分钟；摩腹，操作以泻为主，力透至腹内，增强肠胃蠕动。患者取俯卧位，医生以一指禅推肝俞至胃俞，往复3~5遍；一指禅推大肠俞及八髎穴，往复操作3~5遍；按揉肾俞、长强穴；点按支沟、足三里，点揉照海穴（《玉龙赋》说"照海、支沟，通大便之秘"）；最后下推八髎，掌按腹部结束。

提示：推拿能够促进肠道蠕动，缓解便秘症状。推拿获得效果的关键，在于手法运用于腹部穴位与支沟、照海。患者需要增加富含粗纤维和滋润性食物，注意饮水。老人应适当增加日间活动，以利于胃肠蠕动。

三、婴幼儿腹泻

婴幼儿腹泻，多为感受外邪、内伤乳食或脾胃虚弱，而致大便次数增多，粪便稀薄或呈水样，或兼有未消化的乳食及黏液等。该病一年四季都可发生，临床多见。

治疗：健脾和中，利湿止泻。

推拿部位：腹部、背脊。

取穴：天枢、肚角、足三里。补脾经、推大肠、推板门、推上七节。

手法：患儿取仰卧位，医生以掌平摩患儿腹部，环摩幅度逐渐增大，约3分钟；分腹阴阳，往复3~5遍；捏天枢、拿肚角数下。为防止患儿腹泻反复，加补脾经、推大肠、推板门；点揉足三里、阴陵泉2分钟。患儿俯卧位，医生推上七节

5 遍，捏脊 3 遍结束。

提示：婴幼儿腹泻的推拿治疗，往往一次见效，即使腹泻天数较多，症状较重，甚至药物效果不显者，推拿也会取得速效。治疗期间患儿应注意饮食清洁，控制生冷食物、乳制品的摄入，如果是哺乳期，母亲也要忌荤食，以低油食物为主，随着症状的好转可逐渐增加营养。

第四节　胁痛（附：胸椎后关节紊乱）

胸胁痛主要是指胸壁病变所产生的疼痛，如胸胁迸挫伤、软组织劳损及肋间神经炎等。其疼痛部位多固定一处，局部有明显压痛，深呼吸和举臂等动作时疼痛加剧。除肌肉劳损之外，引发胁痛的常见病因有肋软骨炎，其疼痛多发生于第 2 肋骨与软骨衔接处，局部可有轻微隆起；由不同原因引起的肋间神经炎，其疼痛多沿病变肋间神经范围发生刺痛；如为病毒性感染引起，且可出现带状疱疹。此外，临床上还有因胸腹腔脏器病变而引发胸胁痛者，其以胁部胀痛走窜不定，兼纳少、胸闷等症为特征。

治疗：疏散风热，活血化瘀，行气止痛。

推拿部位：胁部、背部。

取穴：大包、期门、夹脊穴等，远取支沟、内关、阳陵泉、丘墟、太冲等穴。

手法：点揉、掌背搽。

操作：医生用点揉持续在胁部各穴操作，沿肋间寻找压痛点与夹脊穴进行点按，酸痛感应明显，点按远部支沟等各穴；用掌背搽在胁下肋边轻缓疏导，同时嘱患者做深呼吸和伸腰动作以利胸胁。患者取俯卧位，医生以掌根按压脊柱，由上而下

2～3遍。患者取坐位，医生立其后，双手分别插入患者两侧胸肋，着力抄起上提，略停，再轻施搓抖法结束。

提示：胸胁痛的手法治疗一般会即刻奏效。局部手法以轻快为主，点按可适当加重，远端更可力重，以使上下经气疏通，疼痛可止。按压脊柱时，使力向斜下方，弹压数次，可恢复脊椎小关节位置，解除软组织嵌顿。取胁痛相应高度的夹脊穴，具有明显的治疗效果。带状疱疹遗留的胸胁痛，可以配合针灸治疗。肋间神经痛反复发作，可以配合药物治疗。

双手插入两侧胸肋所施抄法，是一指禅推拿中专用于胸廓部的理筋手法。操作时，医生手放于患者腋下部，双手合力时不要做挤压状，而是使力上提，有一种要将人抱起来的感觉，这样使胸肋能松弛下来。

附

胸椎后关节紊乱

胸椎后关节紊乱，又称胸椎后关节错缝。因用力不当，甚至咳嗽、打喷嚏等引发关节错位，患者可闻及胸椎后关节错位时"咯叭"声响。临床主要表现为"岔气"，肋部明显疼痛和不适，颈肩背牵掣痛，胸闷与压迫感，卧床翻身困难，甚者可有前胸痛、心悸等。受损胸椎节段棘突有压痛和椎旁压痛，棘突偏离脊柱中线，呈后凸或凹陷，软组织可触及痛性结节或条索状物。

推拿治疗部位以胸椎相应节段为主。手法包括一指禅推胸段夹脊，掌按背部，揉和胁部，点揉内关。

操作：患者取俯卧位，医生以一指禅推胸椎棘突两旁夹脊穴由轻到重、持续反复松解软组织，沿肋间指按疏理；用掌根按压患者胸椎棘突，随患者的深呼吸而渐用力，在呼气尽时，掌根向下小幅推冲，此时可闻及关节整复的响声。此法适用于中下段胸椎的调整。上端胸椎的整复，操作时以一手食指、中指卷曲成跪指，下压在棘突两侧，另一手调整棘突位置。手法调整完成后，可推擦按摩药膏，以增强治疗效果。点揉内关5分钟。

提示：手法掌按下压的力度控制，是获取效果的关键。按压时不强求响声的出现，以防重力按压造成胸肋损伤。按压脊椎时，可扩大按压范围，从上至下反复几次，以利用脊椎间的"链节反应"修复脊柱的生物力线，提高疗效。关节错缝多属急性发病，一般经过1~3次治疗即可痊愈。手法调整治疗后，背部肌肉可能会遗留疼痛感，3~5天可自行消退，也可以涂药减轻疼痛。治疗结束后嘱患者注意适当休息，避免劳累，注意保暖。

第五节　咳嗽（附：哮喘）

咳嗽是人体自身的一种保护性反射动作。许多疾病都可以引起咳嗽，如上呼吸道感染、支气管炎、肺炎、急性咽喉炎、胃食管反流等。临床表现应注意辨别咳嗽有痰无痰，咳嗽的时间和规律，咳声的特点，以及判断原发病症。中医学认为该病因外邪犯肺，或脏腑内伤，累及于肺与肺系所致。《一指定禅》指出："咳嗽声哑，气逆发呛，手太阴肺经之病也。"又曰"穿胸：肺经受邪。咳嗽不止，流清涕，胸前有梗钻痛。即揉两缺盆穴、紫宫，刺中魁、大小骨空。"

外感咳嗽：由风寒引发者，咳嗽频作，喉痒声重，痰清稀色白，伴鼻塞流清涕，恶寒无汗，发热头痛，或全身酸痛；由风热引发者，咳嗽不爽，痰黄而黏，不易咯出，鼻流浊涕，伴发热头痛，恶寒恶风，微汗出口渴，咽喉疼痛。

内伤咳嗽：有痰热、痰湿、肺燥、气虚、阴虚等见证。

治疗：宣肺止咳。

推拿部位：胸背部、胁肋部、前臂部。

取穴：天突、缺盆、紫宫、膻中、中府、云门、大杼、风门、肺俞、脾俞、足三里等。上肢取尺泽、孔最、鱼际。

手法：掌背㨰、点按、一指禅推法、点揉法。

操作：患者取坐位或仰卧位，点按天突、缺盆，点揉中府至云门，每穴3～5分钟。以掌背㨰，在紫宫至膻中，往复3～5遍；以两拇指由胸骨剑突沿肋弓分推两胁肋部，5～10遍；一指禅推大杼至脾俞，往复3～5遍，点揉足三里；一指禅推前臂手太阴经，着重从尺泽推至孔最，点揉鱼际穴。

外感咳嗽，加一指禅推大椎、定喘、风门，拿捏风池。内伤咳嗽，加一指禅推肺俞至膈俞，拿肩井。

提示：推拿治疗咳嗽适宜早期无痰或痰量很少，并辅助中西药物治疗。临床上应注意区分一般性咳嗽和咳嗽变异性哮喘，防止误诊。注意排除诱发咳嗽的食物过敏、气候与空气污染因素、精神因素、过度运动、药物因素等。

附

哮　喘

哮喘俗称"吼病""吭病"，包括支气管哮喘及哮喘性支气管炎，由支气管痉挛所引起。支气管哮喘是一种过敏性疾病，常因接触某些致病敏感物质引起；哮喘性支气管炎则见于慢性支气管炎之后，患者有慢性咳嗽史，后来伴发哮喘样发作。中医学认为该病由于体质虚弱，肺气宣降失常，每以外感风寒，或过食甘咸、生冷、海腥，或情志激动、劳累而诱发，与气候变化有着密切关系。哮喘病大多在秋、冬季夜间发作，出现胸闷、呼气性呼吸困难、不能平卧、喉间有哮鸣声、咳痰不爽等症状。听诊可闻及两肺有明显的哮鸣音。哮喘严重时可出现缺氧现象。哮喘发作时脉多细数。病程久延可引起肺源性心脏病。

推拿治疗部位以胸部、腹部、背部为主。手法包括一指禅推定喘、肺俞至膈俞，点按天突，掌背擦紫宫、膻中，点揉俞府至神封，一指禅推内关、足三里、丰隆等。

操作：患者取半卧位，以掌背擦紫宫至膻中，再中脘，往复5~8遍；中指点揉天突、膻中穴，每穴3~5分钟；以拇指与中指点揉胸骨两侧足少阴经穴，从俞府至神封，两指向中部挤捏，每对穴3~5分钟；一指禅推定喘、肺俞至膈俞一线、内关、足三里，每穴3~5分钟；点按丰隆3分钟；拿肩井整理结束治疗。

提示：推拿治疗哮喘发作期，有平喘作用，但效果维持时间不长，可一日治疗2次。缓解期推拿治疗重点在于宽胸、健脾。哮喘发作时，推拿可以配合针灸、中药或平喘药物。推拿治疗中，可以带万应膏增强刺激。哮、喘、痰三者相互影响，持续推拿治疗才能显现健脾化痰的作用，同时需要结合药物治疗。嘱患者注意预防发作，气候转冷应及时增添衣服；过敏体质者应注意避免接触致敏原。

第六节　头　痛

头痛是临床常见症状之一，可由多种原因引起。《一指定禅》有"两太阳痛，身受邪寒，日久不治，邪入心肺两经，但肺俱胀，满身麻木，眼目酸痛，口吐酸水。用铜钱蘸菜油刮悬厘、丝竹"以及"头痛如裂、元阳不能直立者是也。揉：见头面部，气海、心俞、气门、七心、背上部"。

外感头痛，起病较急，有明显的鼻塞、流涕、发热、恶寒等症状，头痛连及项背，或胀痛欲裂，或头痛如裹。颈源性头痛，有长时间低头工作史，头痛连及颈项，伴颈椎活动不利，或见头晕、恶心、畏光、目胀等，在患侧风池周围及上位颈椎关节突关节附近可触及明显的压痛和结节状物。

头痛按经络部位可分为三阳头痛和厥阴头痛。其中前额痛（阳明经）可见于眼、鼻、咽喉疾患；颞侧头痛（少阳经）可见于耳部疾患、神经症，偏头痛常因紧张、忧郁等诱发；枕部痛（太阳经）多见于高血压、脑膜炎、脑部肿瘤、颈椎和软组织损伤、枕神经痛等；头顶痛（厥阴经）或全头痛多见于高血压、神经症、脑炎、脑震荡等。

治疗：疏经通络，通阳止痛。

推拿部位：头面部六阳经及督脉循行部位。

取穴：风池、太阳、百会，远取合谷等穴为主。

手法：分推法、点揉法、一指禅推法、拿法、叩击法、抹法。

操作：患者取坐位或仰卧位，分推抹前额部，从印堂至神庭及眉弓反复分推 3～5 遍；点揉攒竹、鱼腰、太阳、百会、四神聪等穴，每穴约 1 分钟；拿捏风池、天柱、天牖、完骨等穴，拿提颈肌，反复 3～5 遍；推抹颞侧少阳经 3～5 遍；一指禅推合谷，点合谷；拿肩井整理结束治疗。

阳明头痛，点揉睛明、攒竹，用一指禅推中脘、天枢穴，每穴约 2 分钟，摩腹 5 分钟左右。太阳头痛，点揉风府、大椎，一指禅推颈根与肩井穴。少阳头痛，在悬颅、颔厌行一指禅偏峰推法，点揉风池、完骨穴 3～5 分钟。厥阴头痛，指尖击前额部至头顶，反复3~6遍，远取太冲等穴。连着枕后痛，点揉天柱、风池等穴为主（《灵枢·厥论》说："厥头痛，项先痛，腰脊为应，先取天柱，后取足太阳。"），远取后溪、申脉等穴。颈源性头痛，在颈项、肩及上背部的阿是穴处点揉3~5分钟，用力由轻到重，并参照颈椎病治疗。外感头痛，一指禅推项背部是太阳经，以风门、肺俞为重点，并参照感冒治疗。

提示：推拿适宜治疗各种不同原因的头痛，具有明显的即时效果。临床注意询问病史、发病过程、头痛时间和伴发症状，并进行有关检查做出诊断。除推拿手法治疗外，应对证做相关治疗。一般头痛，均可取风池、太阳、百会、合谷，以点揉由轻到重，以泻为主，能够取得良效。顽固性头痛，点掐悬颅、颔厌一线和拿肩井，也能够获得效果。对于因疲劳引起的肌肉紧张性头痛，可配合颈部热敷。对于女性经期发作的头痛，可结合月经病治疗。

第七节　不　寐

不寐，是指以经常不能获得正常睡眠为特征的一种病症，轻者难以入寐，或睡中易醒，醒后不能再寐，或时寐时醒，重者彻夜不能入寐。本病可单独出现，也可以与头痛、健忘、眩晕、心悸、肢体疼痛等症同时出现，中医临床以分虚实诊治。

治疗：宁心安神，平衡阴阳。

推拿部位：头额部、枕部、颈肩部。

取穴：印堂、神庭、太阳、攒竹、百会、四神聪、风池、安眠穴；心俞、肝俞、脾俞及相应的夹脊穴等。

手法：抹法、一指禅偏峰推法、按揉法、拿法、一指禅推法、点揉、蜻蜓点水、推五指经、推三关、运六腑、推内八卦。

操作：患者取坐位或仰卧位，医生以抹法在印堂至神庭，睛明至太阳，操作3~5遍；蜻蜓点水，神庭至百会往复3~5遍，四神聪循环3~5遍；一指禅偏峰推风池3~5分钟，反复按揉百会、四神聪，拿风池、安眠穴，每穴3分钟；一指禅推五指经、推三关、运六腑、推内八卦。患者取俯卧位，医生以一指禅推法操作背部的心俞、肝俞、脾俞，以及同节段的夹脊穴，自上而下往复3~5遍。气血不足者，加捏脊。思绪不断者，加捏通里、神门，揉涌泉。烦躁不安者，加揉按神庭，拿捏足跟。胃脘不适者，加掌背搓中脘、建里，拿肚角，摩腹。

提示：推拿治疗失眠具有即时导眠的作用，而对躯体慢性疼痛导致的睡眠障碍具有镇痛安眠的效果。手法操作宜先重后轻，先头部、腹部，后四肢末端。患者需要注意做到"起居有常"，日常增加体育锻炼。失眠总与心、脑活动有关，患者要学会做到入睡前让心脑"静"下来，睡前不宜长时间看电视、打电脑、玩手机等，这对改善睡眠、提高睡眠质量有很大的帮助。

第八节　眩晕（附：原发性高血压）

眩晕即目眩、头晕的简称，可单独出现，也可同时并见，轻者闭目即止，重者可伴有恶心、呕吐、汗出，甚则昏倒等症状。眩晕的发作可与颈椎病变密切相关，也可与内源性病症相关，如高血压、贫血、梅尼埃病等。

治疗：行气化浊，平肝抑阳。

推拿部位：前额、头顶、眼眶、颈项部，足少阳经。

取穴：印堂、攒竹、太阳、百会、四神聪、睛明、风池、翳风，远取内关、合谷、太冲等穴。

手法：抹法、点按、点揉、一指禅推法、分推法、拿法、推三关、运六腑。

操作：患者取坐位或仰卧位，以抹法开天门、分阴阳，从印堂、攒竹至太阳，操作3~5遍；按揉百会、四神聪，点揉睛明；一指禅推内关、合谷，每穴约2~3分钟；再施推三关、运六腑。取耳前后头颞侧足少阳经，反复分推3~5遍。点按、揉风池穴至颈部，反复3~5遍。点按内关，点按"四关"。拿肩井整理结束治疗。

颈椎病变导致的眩晕，以点揉风池、大椎穴，拿捏颈部为主，参照椎动脉型颈椎病治疗。内伤眩晕，肝阳上亢者，予以一指禅推肝俞、肾俞；点揉曲池、血海、足三里；按揉三阴交、太冲；指推桥弓、五指经，左右各10~20遍。痰浊中阻者，予以掌背擦膻中、中脘，点揉中府；按揉足三里、丰隆，一指禅推脾俞、胃俞。精血不足者，予以掌背擦中脘、气海，摩腹，按揉翳风、完骨；一指禅推三关、运六腑、脾俞、肾俞、足三里；拿太溪。瘀血内阻者，予以揉中脘、章门、期门，摩腹；搓胁肋部；按揉足三里、丰隆。

提示：推拿治疗眩晕，重点在头颈部，手法在头颈部宜轻，远端宜重。眩晕一症，临床需要寻找病因，审因论治，才能取得显著效果。眩晕的推拿，慎用牵引及扳颈手法。高血压患者的眩晕需要结合降压治疗，须注意血压下降过快也会发生眩晕。推拿治疗眩晕好转后，还需要持续治疗数日，以巩固疗效。

附

原发性高血压

原发性高血压，是以动脉压升高为主要特征，可并发心、脑与肾、视网膜等靶器官损害及代谢改变的临床综合征。临床表现轻重程度相差较大，部分患者无自觉症状，常在体检时偶然发现。一般症状有眩晕、头痛、气急、乏力、心悸、耳鸣、失眠、烦闷等。症状轻重与血压水平不一定相关。后期可出现高血压性心脏病、高血压危象、脑血管痉挛、高血压脑病、高血压肾病等。

推拿治疗部位以头部、颈部、四肢末端为主。手法包括开天门，按揉风池、桥弓，一指禅推肝俞、胆俞、曲池、内关、合谷、足三里，按揉三阴交、太冲，摩腹、推三关运六腑、推五指经。

操作：以抹法印堂、太阳到率谷，反复往返3~5遍；按揉风池，推擦天柱穴，按揉桥弓，一指禅推肝俞、胆俞、曲池、内关、合谷、足三里等穴；摩腹；按揉心俞、肝俞、肾俞、气海、关元、三阴交、太冲等穴；大鱼际揉手背外八卦至指末，双手往复操作5分钟左右；推三关运六腑、推五指经。

提示：推拿治疗高血压病，重在运用腧穴，主要取曲池、足三里，配合桥弓的推抹。推拿疗法适用于1级和2级高血压且无并发症的患者。血压在160/100mmHg以上者，手法应避免强刺激，且应配合其他相关治疗。若出现高血压脑病，应及时采取紧急措施。高血压患者应该低盐饮食，戒除烟酒，逐渐养成"起居有常"的规律性生活，不宜过度疲劳和情绪激动。

第八章 治疗病症

153

第九节　面　瘫

　　面瘫，又称面神经麻痹，中医学称为"口眼歪斜"。

　　周围性面瘫，以非特异性面神经炎为最多见。其发病突然，每在清晨醒来时发现一侧面部麻木、瘫痪，不能做蹙额、皱眉、闭眼、露齿和鼓颊等动作，口角向健侧歪斜，露眼流泪，鼻唇沟变浅。该病初起时或在耳后、耳下及面部出现压痛，或伴有感冒症状。面瘫甚者可有舌前 2/3 味觉减退以及听觉障碍；面神经受损位置高者，见眼干、泪液及汗液分泌缺少等。面瘫如不恢复或不完全恢复时，常可产生瘫痪肌挛缩等"倒错"现象。

　　中枢性面瘫，为面神经核以上病变引起，仅见面颊松弛，口角歪斜，但可以做皱眉、闭眼等动作，应与周围性面瘫相鉴别。脑血管病变和颅内肿瘤时可产生中枢性面瘫，出现"喎僻不遂"的偏瘫症状。面神经邻近部位炎症，如中耳炎、腮腺炎等，外伤或手术损伤及压迫等均可发生周围性面瘫。

　　治疗：疏风通络。

　　推拿部位：患侧面部。

　　取穴：攒竹、下关、太阳、颊车、四白、地仓、阳白、迎香、听会、翳风、风池，远取合谷、太冲等。

　　手法：一指禅偏峰推、点揉、按法。

　　操作：患者取仰卧位，头略偏歪，患侧面部在上。以一指禅偏峰推在面部各穴循环操作，着重以下关、颊车、四白、阳白等穴为主，推至局部发热为度。以点揉法在攒竹、翳风、风池各穴持续 3~5 分钟，感酸胀放散。以一指禅推法在合谷、太冲各穴操作 3 分钟。以掌按揉面瘫局部，拿肩井整理结束治疗。

提示：面瘫初起的治疗手法宜轻柔，中期要求手法刺激有感应。嘱患者日常防止眼睛干燥，并避免吹风受寒。面部可配合热敷和针灸治疗。面瘫治疗不当有可能转为面肌痉挛，出现一侧面部间歇、不规则、无痛性的抽搐，精神紧张、疲劳、谈话过久等则发作频繁，入睡后抽动停止。其推拿治疗与面瘫相近，可增加百会穴与远端穴位的刺激，点按翳风、完骨等穴以祛风镇痉。

第十节　肢体瘫痪

瘫痪，是指肢体不能运动的一类病症，可分为偏瘫、截瘫、硬瘫、软瘫等。偏瘫，中医学称为"半身不遂"。无论是颅内病变还是外周神经病变，推拿治疗这类病症根据其发病部位，操作是分上肢瘫痪与下肢瘫痪，或半身偏瘫。

治疗：疏通经络，行气活血。

推拿部位：督脉、颈椎、上肢；腰椎、下肢。

上肢取穴：风池、天宗、肩髃、肩髎、肩贞、曲池、手三里、外关、合谷、颈夹脊。

下肢取穴：肾俞、大肠俞、小肠俞、上髎、腰阳关、命门、环跳、秩边、风市、髀关、伏兔、委中、承山、足三里、阳陵泉、悬钟、解溪、太冲、腰夹脊。

手法：一指禅推法、点揉、滚法、抖摇、搓揉、苍龙摆尾。

操作：患者取侧卧位或仰卧位，患肢在上。以一指禅推法沿阳经腧穴在上肢或下肢按段操作，上肢从上臂至前臂，分别经过肩、肘、腕各关节，最后到手部；下肢从大腿至小腿，分别经过髋、膝、踝各关节，最后到足部。以一指禅推经络走线，以点揉法在各关节进行操作。以滚法在上、下肢阳经操作，以搓揉、抖摇活动各个关节。

上肢瘫痪：一指禅推肩髃至曲池穴，反复往返 3~5 遍；再从手三里至外关穴，反复往返 3~5 遍；一指禅推合谷穴 3分钟。点揉风府、风池、肩井、天宗穴，一手三穴点揉肩、肘、腕各关节周围腧穴。大鱼际滚法从三角肌下缘至肘关节往复 3~5 遍；再从手三里至外关往复 3~5 遍。一指禅推法在颈夹脊穴至肩部操作 3 分钟左右。抖摇肩关节，苍龙摆尾；屈肘活动肘腕关节，夹摇腕关节，滚外劳宫。

下肢瘫痪：一指禅推环跳至秩边穴，反复往返 3~5 遍；接手以滚法操作大腿部足少阳经。一指禅推法再从居髎至血海穴，反复往返 3~5 遍；接手以滚法操作小腿部足少阳经。一指禅推足三里、阳陵泉穴 3 分钟。一手三穴点揉膝、踝关节周围腧穴。一指禅推法在腰夹脊穴至骶部操作 3 分钟左右。抖摇髋关节，苍龙摆尾摇下肢；屈膝活动膝、踝关节，抖下肢。

提示：推拿治疗瘫痪，手法需要稳健，忌用重力；疗程相对较长，逐渐获得疗效；可以配合针灸、药物注射与功能训练。推拿治疗期间，应重视瘫痪关节功能的保护，尤其是肩关节，日常需要注意将瘫痪肢体支撑固定，以防止脱臼。

第十一节　项背肌筋膜炎

项背肌筋膜炎，又称项背纤维织炎，一般是指筋膜、肌肉、肌腱和韧带等软组织的无菌性炎症，可引起项背部疼痛、僵硬、运动受限及软弱无力等症状，常累及斜方肌、菱形肌和肩胛提肌等。本病与轻微外伤、劳累及受寒等有关，长期低头的慢性劳损使肌肉长时间过度紧张、痉挛，引起广泛性肌肉疼痛。其临床表现为项背部酸痛不适，肌肉僵硬板滞，或有重压感，向一侧或两侧背部与肩胛之间放射，晨起或天气变化及受凉后症状加重，活动后则疼痛减轻，常反复发作。急性发作时，局部肌肉紧张、痉挛，项背部活动受限。检查项背部及肩胛内缘有广泛压痛，皮下可触及变性的肌筋膜及纤维小结，并可触及筋膜摩擦音；项背部活动受限，颈项屈伸尤为困难。

治疗：缓解肌肉痉挛，减轻疼痛；舒筋活血，防止肌筋膜粘连。

推拿部位：肩背部、肩胛区内缘。

取穴：风池、肩井、风门、肺俞、心俞、膈俞等，远取肩贞、小海、外关等。

手法：一指禅推法、拿揉、㨰法、点压、弹拨、叩击等。

操作：先用一指禅推法推颈项督脉及膀胱经，从上至下3～5遍，然后再拿揉项部肌筋2～3分钟，并配合颈项屈伸及旋转运动。拇指点压、按揉风府、肩井、风门、肺俞、心俞等穴及痛点，以酸胀感为度，可解痉止痛。用弹拨手法作用于肌痉挛处或痛点，每处弹拨3～5次，力达病所，可松解粘连，缓解肌痉挛，有良好的止痛效果。整理手法，㨰揉项背部，重点在斜方肌和菱形肌，反复3～5遍，然后拿揉斜方肌，拿捏肩井2～3分钟，最后以搓抖颈项部结束治疗。

提示：推拿治疗可明显改善症状，早期效果更显著，配合功能锻炼可增强疗效。嘱患者加强项背部功能锻炼，积极参加体育活动，增强项背部肌力和身体素质；避免过度疲劳，适当劳逸结合，注意局部保暖，防止局部受凉。若长期低头致肌肉劳损，推拿治疗治愈后易反复发作，转变成慢性项背痛，使项背肌肉僵硬处于硬板状，给治疗带来一定困难。

急性发作期治疗时，避免过多使用弹拨等重刺激手法，或不用，以免加重炎性渗出，症状加重；多用按摩、推揉等手法，可加大行气活血的作用，取得良好的疗效。

第十二节　消　渴

消渴，属中医称谓，类似于"糖尿病"，泛指以多饮、多食、多尿、形体消瘦，或尿有甜味为特征的疾病。《黄帝内经》称本病为"消瘅"。其主要症状偏重于"三消"：口渴多饮为上消，属肺；多食易饥为中消，属脾胃；排尿量多者为下消，属肾。中医学辨证以肺胃燥热、脾胃气虚、肝肾阴虚、阴阳两亏等多见。消渴日久可并发多种兼证，表现为下肢或背部皮肤疮疡痈疽，或视物模糊不清，或胃肠、膀胱病变，或头痛、呕吐、呼吸有烂苹果样气味等。

治疗：滋肺润燥，运化中焦，补益肝肾，调和阴阳。

推拿部位：以背部、腹部为主，主调任脉、足阳明经、足太阳经和足三阴经为要。

取穴：膏肓、胃管下俞、肝俞、脾俞、胃俞、肾俞、八髎穴，中脘、梁门、气海、关元、中极，血海、梁丘、足三里、阴陵泉、三阴交等。

手法：一指禅推法、推揉、摩法、按揉等。推五指经、推三关、运六腑。

操作：患者取俯卧位，一指禅推膏肓、胃管下俞、肝俞至肾俞，按揉背部足太阳经，时间约 10 分钟。患者取仰卧位，一指禅推中脘、梁门、气海、关元、中极，每穴约 1～3 分钟；摩腹，约 10 分钟，一手三穴推揉血海，梁丘；一指禅推足三里、阴陵泉、三阴交。患者取坐位，一指禅推上肢部，推五指经、推三关、运六腑。

上消，加点揉廉泉、天鼎、中府、云门，拿肩井等。中消，俯卧位加揉胃俞、脾俞；仰卧位加缠推鸠尾至中脘、梁门，点按太冲、行间，按弦走搓摩。下消，俯卧位加一指禅推八髎、秩边，按揉箕门、委阳。

提示：推拿一般适合治疗 2 型糖尿病，通过手法治疗可以降低药物的使用量，减少副作用。推拿治疗过程中要注意血糖的变化，逐渐减少药量或维持低剂量给药。饮食控制至关重要，嘱患者忌暴饮暴食与高糖食品，戒烟酒。嘱患者调摄情绪，保持心情舒畅，克服情绪波动无常；坚持每天适当参加体育锻炼。

第十三节　颈椎病（附：落枕、寰枢关节半脱位）

颈椎病是一种常见病，以往发病以中、老年为主，现在趋于低龄化。随着年龄的增长，颈椎间盘发生退行性变，影响颈椎的稳定性，产生一系列病理性改变。这些变化直接刺激、压迫或通过影响血运使颈部脊神经根、脊髓、椎动脉及交感神经发生功能或结构上的损害，引起相应的临床症状。颈椎病按症状特征分为神经根型、交感神经型、椎动脉型、脊髓型 4 型。

颈型颈椎病，由于颈椎旁软组织损伤、颈椎活动节段错位，肩胛骨内缘肌肉酸痛，颈部肌肉易于疲劳，常出现"落枕"现象，颈肩肌群往往可触及条索状改变及压痛。临床上颈型颈椎病往往被忽视，常会作为落枕、肩周炎、肌肉劳损等来处理。

神经根型颈椎病，由颈椎钩椎关节增生、关节突骨赘及损伤肿胀引发症状，出现颈部活动范围减小，上肢放射痛，呈急性发作或慢性疼痛有急剧加重的特点。该型颈椎病会出现痛觉过敏，后期感觉减退，肌力减弱。

脊髓型颈椎病，因脊髓压迫，引起脊髓长传导束功能障碍，出现下肢麻木和运动障碍。症见下肢会无力，行走不稳，步态笨拙，有脚下踩棉花的感觉。上肢主要有沉重无力等不典型症状。

椎动脉型颈椎病，因椎动脉受压或椎动脉交感神经丛受刺激，导致动脉终末支痉挛，使脑干、小脑、大脑枕叶等椎动脉供血区灌流不足。主要表现有持续性眩晕甚至突然发作的剧烈眩晕，精神萎靡，乏力嗜睡，或有耳鸣、耳聋，视力降低。当心脏交感神经受累时，可见胸前区憋闷，心悸怔忡，心电图检查有窦性心律不齐、室性早搏、阵发性心动过速等异常。全身交感神经受累时，可引起颈性高血压。

治疗：松解劳损、紧张甚至痉挛的颈肌群，促进软组织炎症消除，调整颈椎异常位移或成角，降低椎间盘负荷，减少或消除神经、血管机械性压迫和刺激，恢复颈椎动静力平衡。

推拿部位：以颈项部、枕后部、肩胛部、横突后结节和胸椎夹脊等部位为主。

取穴：风池、天鼎、扶突、肩井、肩中俞、肺俞、天宗、颈夹脊等，远端取肩贞、消泺、外关、外劳宫、后溪、养老等穴，下肢取悬钟等。

手法：一指禅推法、点按、㨰法、拿捏、按揉。

操作：以颈项部操作为主，与循经手法刺激相结合，用一指禅推法为主，在痛点与远端穴位主要以点法为主，颈部结合按揉法、㨰法、拿捏法，大鱼际㨰手背治疗手臂麻木、胀痛。用颈椎微调手法调整颈椎结构。

患者取坐位，医生以一指禅推法，从项枕部或肩胛冈上缘开始，沿项肌、肩胛脊柱缘、肩胛冈冈上肌、肩胛窝等处运行，重点推运风池、天柱、肩中俞、肩外俞、天宗等穴，往返数次；用拇指点按、点拨、点揉法施于上述部位，重点作用于风池、肩胛脊柱缘、天宗、肩胛冈上缘的压痛部位。

在基本手法操作基础上，其他按不同类型和症状调整治疗手法。神经根型颈椎病证见上肢疼痛、指麻等，予以㨰肩臂部，再点按、拿揉，重点操作肩贞、肩髃、曲池、手三里、外关、极泉等穴。极泉穴以拇指指腹重力点按，即按即松，反复2～3次。其后以双手四指搓揉、搓抖上肢结束。交感神经型、椎动脉型颈椎病见头痛、头昏、眩晕、失眠、心悸等症状者，患者取仰卧位，医生予以推五指经、内关、郄门、曲池，一指禅偏峰推印堂、太阳穴。患者取坐位，医生以拇指点揉百会、角孙、耳门、翳风穴，点按、点揉风池、大椎等穴。

脊髓型颈椎病伴四肢乏力，行走不利者，如脊髓刺激症状不明显或较轻，以推拿手法操作颈肩部，强调轻柔、松解的治疗方式，并且掌握安全可控的原则。其给予推拿手法治疗往往效果远大于风险。患者先取坐位，医生以一指禅推项背、肩胛部，重点是颈、胸上段的棘突连线与华佗夹脊、天宗穴。拇指点按、点揉上述部位，并延至上肢的肩髃、臂臑、曲池、手三里、外关、合谷。叩击肩背、上臂、前臂部，以搓揉法结束。患者取俯卧位，医生以一指禅推腰、背、臀部，重点在华佗夹脊、肾俞、命门、腰阳关、上髎、次髎穴。点按、点揉上述部位，并延至双侧下肢，重点在环跳、殷门、委中、承山、昆仑、解溪穴。患者再取仰卧位，医生以一指禅㨰双下肢，重点在髀关、伏兔、足三里、犊鼻、阳陵泉、阴陵泉穴。拿揉、拿捏上述部位、穴位，再施叩击，后以搓抖、搓揉结束。操作要求颈肩部轻柔，四肢用力都可偏重，以使力透肌肤，深达"骨髓"。

颈椎矫正：无论哪一型的颈椎病都会伴有颈椎生理弧度或椎间盘组织结构不同程度的改变。因此，推拿手法治疗颈椎病时，对其进行修复与颈椎病的治疗效果密切相关。即使影像学检查显示颈椎的生理弧度正常，在治疗软组织症状的同时，给予手法矫正也是有益的。具体手法操作，是在每一型的项背部基本手法治疗完成后，医生以一手的拇指与食、中二指放置于风池穴处，接手轻附于患者前额处。开始接手轻推头至后仰状约 5 ~ 10 度，另一手的拇指与食、中二指相对，做一指禅拿捏法由上而下至大椎处，反复数次，力无须多大，感到肌肉在手指间张弛有力即可。接手不变，再以拇指的指腹部紧按风府穴处，沿其直线往下推至大椎处。最后以轻揉结束。此手法操作使力平缓，其颈椎形态的纠正是积累的过程，不是一蹴而就。通过一段时间的治疗，其形态都会有不同程度的修正，甚至恢复正常，椎间盘的形态也会随之变化，临床症状逐渐获得改善。

手法牵引：患者取坐位，医生立于患者的后侧，双手伸掌分别托住患者的下颌，拇指在枕后、余四指并拢在颌下，双上肢同时发力，带动双手做托举拔伸。双手的发力位置在拇指、食指部，用力均匀、平稳。当托举至一定高度，手上有明显阻力时，即做前、后、左、右小幅、高频的抖动，瞬间即止，后做推揉法结束。手法牵引适用于任何一型的颈椎病，对有些不适合做机械牵引的患者，手法牵引同样可施。尤其是脊髓型者，用手法牵引代替机械牵引可有效预防牵引对神经造成的伤害。需要特别提示，做手法牵引抖动时忌做旋转搬动。

提示：颈型颈椎病是以颈部疼痛为主要症状而得名。其实，任何一型的颈椎病，其颈部疼痛都不多见，而是以项、背部疼痛为多。若称之为基型或肌型，可能更符合颈椎病的基础临床表现，即以肌肉症状为主。颈椎病的肌肉症状，在医患双方往往都不以为然，简单诊治，拖延日久容易导致颈椎病的典型病理改变，势必给患者带来更多痛苦，增加治疗难度与治疗周期。如能把早期的肌肉型处理好，也是中医"治未病"的思想体现，应给予足够的重视。

临床上以颈型（肌型或基型）、神经根型多见，交感神经型与椎动脉型症状易重叠。很多症状如耳鸣、头昏、眩晕、血压高、失眠、心慌、心悸、胸闷等，应首先考虑排除颈椎病，或按颈椎病进行治疗，往往能收到意想不到的治疗效果。脊髓型颈椎病较少见，推拿或配合牵引治疗需要有周密的技术设计。

临床手法操作流程一般都是双侧同施，手法频率偏快、幅度稍大，刺激量轻、中，尤其是施用点按、点拨法时忌用重力，压痛点的操作更是如此。过重的手法刺激，不利于压痛部位的炎性物质的吸收与排泄，反会增加水肿，使疼痛加重。重刺激手法对肌肉僵硬、疼痛仅仅能够暂时缓解，手法的准确与渗透至关重要。不同类型的颈椎病存在不同的预后，手法治疗对各种类型颈椎病的症状改善均有帮助。

颈椎牵引是治疗颈椎病的一种辅助方法。随着现代医疗设备的发展，电动牵引的使用已经很普遍，传统的手法牵引常被忽略。同为牵引，二者机制有别，手法牵引对颈椎关节的整理作用是其他牵引装置无法取代的。

颈椎病患者如能合理治疗，配合功能锻炼，注意自我保护，一般情况下预后均好。长期低头易引起颈部应力和稳定平衡失调，加重颈椎病的症状，颈椎病患者应以"仰头抬臂"为锻炼原则，改善颈部后伸肌群功能，同时注意合理用枕，纠正不良睡姿。

颈椎的预防保健在现代人们日常生活与工作中需要引起足够的重视。人们对颈椎的健康维护，常常存在一些误区，如不枕枕头、米字操、打羽毛球等，这些行为的效果想象成分大于实际效果。不枕枕头，不符合人体脊椎生理弧度的要求，对软组织及骨关节均不利，如是仰卧易使颈椎前屈与偏转而对椎间盘造成挤压，甚至导致寰枢关节半脱位。米字操，对已经退变的椎间盘等组织来说，并不利于其修复，反而会有加重损伤的可能。打羽毛球，单臂发力对椎体、椎管有冲击作用，有类似"挥鞭伤"的发生，因而打羽毛球而引发颈椎病的病例屡见不鲜。

颈部的保健方法并不复杂，低头体位过久后，改变原先体位；坐姿状态下，由前倾变为后仰，头颈做幅度大、速度慢的前屈、后伸、左偏、右偏、抬肩、伸颈 6 个方向的动作，数遍即可；每一侧肌肉拉伸动作保持 15 秒以上，再转向另一侧。

附

落 枕

落枕，顾名思义，就是头落下了枕头，由于睡眠时枕头高低不适，姿势不良，或颈肩部感受风寒，引起颈肩部软组织痉挛疼痛，活动受限的病症。患者睡觉起床后一侧颈部出现疼痛、酸胀，可向上肢或背部放射，活动时患侧疼痛加剧，严重者头部歪向患侧。患侧常有颈肌痉挛，颈肩部肌肉如胸锁乳突肌、斜方肌、大菱形肌、小菱形肌及肩胛提肌等处压痛，严重者可触及条索状改变。

推拿治疗先要辨别痉挛点，病程一天内以温经祛寒为主，

一指禅推拿真传

病程一天以上者以祛瘀通络为主。推拿部位以颈肩背部为主，缓解痉挛和调整颈椎。治疗可取消泺、外关、中渚、后溪等穴。

操作：以一指禅推颈肩背部，按揉颈侧软组织，点揉痉挛点周围，高频、轻力推按压痛点。以缓和摇法及拔伸法逐渐解除痉挛。以㨰法操作上臂部，点按远端腧穴。并发颈椎小关节错位者，可采用调整颈椎手法整复，或采用托转手法。操作时医生一手托患者下颌尖处，另一手扶住肩臂上方，托手将其头缓慢旋转至医生方向，当手下有阻力时，即迅疾做抖动状，有时会有弹响声出现。

提示：托转手法是颈椎关节的整理手法。落枕患者时会伴有小关节紊乱，给予整复后，效果往往是立竿见影。但如患者局部软组织痉挛很严重，则应重点在松懈痉挛，一味追求整脊，强求弹响声的出现，可能会适得其反，加重患者的紧张情绪，出现自我保护性反应，不利于治疗。落枕与颈椎病存在内在联系。如患者经常反复落枕，则与颈椎结构有关，是颈椎的稳定性出现了问题，此时不可以落枕简单处理，必须做颈椎的相关检查，以免拖延病情。落枕急性症状缓解后，再治疗颈椎病症。嘱患者选择合适的颈椎护理枕，枕头高低要适中，注意睡眠姿势，日常注意颈部保暖。

附

寰枢关节半脱位

该病多由头颈用力不当所致，或因头颈长久处于不良姿态而引发，以少年、儿童多见。其症状以局部疼痛、功能障碍为主，严重者可引致焦虑、吞咽困难、肢体麻木。

推拿手法治疗以恢复寰枢关节半脱位为主。

操作：患者取坐位，医生坐或立于患者的后侧，以一指禅拇指推摩、点揉项枕部，沿项肌下行至肩胛脊柱缘，再以二指或三指拿揉、拿捏项枕部，沿此至肩胛冈上缘，待患者紧张情绪消除，项背、臂处于放松状态时，方可进行颈椎牵引复位。手法牵引时，医生双手缓慢加力，当手下有阻力时，即将患者头偏歪侧的手继续加力，并将偏歪的头往对侧推移，至正中位时稍停顿，观察患者有无不适反应后，继续加推至略过正中位，即刻放手，稍作休息1分钟左右，以上法再操作一次，完成治疗。

提示：推拿治疗本病疗效可靠，无论急性发病还是陈旧性半脱，治疗数次可痊愈。入手时手法，均是项背左右交替施术。手法操作时间应偏长些，以15分钟以上为佳。手法刺激量宜轻，忌重手法刺激，目的就是让项枕部周围的软组织松弛。该病的手法治疗无须旋转复位即可取得疗效，因此在复位过程中不要求听到所谓的复位弹响声，降低了手法风险。

第十四节　肩周炎

肩周炎，中医称为"肩痹""漏肩风"，是指肩关节周围软组织的退行性、炎症性疾病。其病因主要与肩部外伤、慢性劳损，外加感受风、寒、湿邪有关，出现肩关节周围软组织充血、水肿、渗出、粘连等，导致肩关节功能障碍。初起症状为经常性肩关节疼痛，活动不利，有僵硬感，局部畏寒，夜间疼痛加重，可向颈项及上臂放射。中期出现肩关节粘连，肩关节外旋、外展、后伸等动作均受限制。后期常有局部肌肉僵硬、萎缩、肩峰突起等，肩关节活动受限更为严重，肩关节周围广泛粘连形成"冻结肩"，随着病程疼痛逐渐减轻。

临床上肩周炎分为以下 3 种类型：①冈上肌肌腱炎：上肢外展上举在 60～120 度时发生肩部疼痛或加剧，压痛点在肱骨大结节附近。②肩峰下滑囊炎：肩部外侧压痛、上臂旋转及外展时产生疼痛和功能障碍，压痛在三角肌前缘。③肱二头肌长头腱鞘炎：肩前外侧肱二头肌长头腱疼痛、肿胀和压痛，当肱二头肌主动屈肘收缩时疼痛加剧。

治疗：初期以活血止痛为主，以改善局部血液循环，促进病变组织的修复；后期以改善肩关节活动度为主，以松解粘连，滑利关节，促进关节功能恢复。

推拿部位：以肩部、上臂部为主，以颈肩、肩胛冈上部为辅。

取穴：肩髃、肩髎、肩内陵、臑俞、巨骨、肩中俞、肩外俞、曲垣、阿是穴等，远端取曲池、手三里、合谷、条口等。

手法：一指禅推法、按揉、拿法、滚法、拔伸、抖搓、摇法等。

操作：患者取坐位，医生站立于患侧，接手托住患侧手臂使其微外展，另一手用一指禅推肩前部、三角肌部及上臂内侧；在肩前部及三角肌部施以滚法，接手可配合患肢被动外展和旋内、旋外活动，或后伸旋内并屈肘使手背沿着脊柱缓和向上抬；按揉肩井、秉风、天宗、肩贞、肩髃、肩内陵各穴，夜间痛者重点按揉天宗穴。医生一手扶住患肩，接手握住腕部或托住肘部，以肩关节为轴做环转摇动，幅度由小到大，并顺势操作内收扳或后伸扳等；点揉肩内陵、曲池、手三里、外关、合谷；用搓法从肩部到前臂反复上下搓动，以放松肩关节。双手合掌搓常作为肩部治疗的结束手法。如患者畏痛不能放松，肩臂肌肉紧张而影响治疗时，可采取仰卧位，操作与坐位相同，只是肩关节被动运动只限于外展。

冈上肌肌腱炎，重点推巨骨、肩井至肩中俞一线，在外展位用点法。肩峰下滑囊炎，急性期按揉患肩之肩峰下和三角肌部，手法宜柔和缓慢，同时配合肩部周围轻快的拿提治疗，以一手三穴法操作患侧肩部斜方肌上缘 3～5 遍，然后擦三角肌及其周围，以透热为度；慢性期增加肩部活动，运用扳法松解关节，可加中药热敷。肱二头肌长头腱鞘炎，治疗重点在肩部前外侧至肱二头肌肌腹，以一指禅推法沿肩髃至曲池多次往复，以点法在各穴操作，以擦法在三角肌外侧操作。

肩关节内收扳法：医生立于患者背后，用腹部紧贴患者背部以稳住身体，用一手扶住患肩，接手握住患肘向健侧肩关节方向扳动。本法适用于肩关节活动功能障碍者。

肩关节后伸扳法：医生站在患侧前外方，一手扶住健侧肩部，接手握住患者腕部，将患臂由前向后扳动，尽可能使之后伸，幅度可逐渐增大。

肩关节后伸旋内扳法：医生立于患者健侧后方，一手扶住健侧肩部，防止患者上身前倾，接手握住患侧腕部，从背后将患肢向健侧牵拉，一放一紧，逐渐用力加大活动范围。此法适用于肩关节内旋障碍者。

肩关节抖法：医生用双手握住患肢手腕部，慢慢向上提起，并同时做牵拉抖动。提抖时要求患肢充分放松，提抖频率要快，幅度逐渐增大，亦可以用苍龙摆尾操作。

提示：本病属于一种具有自愈倾向的自限性疾病，推拿治疗具有较好的疗效，治疗预后良好，痊愈后较少复发。急性期手法宜柔和，以疏通血脉为主，不可在患肩用力下压，以免加重滑囊损伤；慢性期手法宜沉缓，弹拨法时不可用力过猛。施用关节松懈手法时，不追求角度的大小，以患者的耐受度为极限。注意关节粘连的真假辨别，后期粘连松懈应遵循循序渐进的原则，欲速则不达。过力牵拉会造成疼痛，导致再次粘连的发生，久治难愈。急性期应适当控制患肩活动，甚至不活动；慢性期要适当加强功能锻炼配合推拿治疗。肩关节的功能锻炼，包含手指爬墙运动或上肢前后摆动，两手相握做旋转或托举运动，以及患肢伸直做大幅度圆周运动或弯腰垂肩上肢做旋转运动等。嘱患者注意患肩保暖，避免过度劳累。在其发病的炎性渗出急性期，即所谓的假粘连时，就不适合锻炼，还应以休息为主，并可局部热敷；到后期关节粘连出现时，才可适当进行自我功能锻炼，如爬墙、拉滑轮等。锻炼并非越多越好，若是治疗手法操作得当，即使患者不锻炼也无妨，同样可以获得好的治疗效果。

第十五节　肱骨外上髁炎（附：小儿桡骨头半脱位）

肱骨外上髁炎，因多见于网球运动员，故又称网球肘，指肱骨外上髁处疼痛，并影响前臂功能的一种病症，属中医学的肘部伤筋范畴。其因慢性劳损导致前臂伸肌总腱于肱骨外上髁附着点的肌纤维撕裂、出血，局部无菌性炎症继发粘连，当前臂活动时，牵拉粘连诱发局部疼痛，并沿桡侧腕短伸肌向下放射。患者自觉肘外侧酸痛无力，肱骨外上髁处疼痛，可放射至前臂或肩背部，用力握拳旋转或绞毛巾时加剧。本病临床上多见于女性，多发生于从事做旋转前臂和屈伸肘关节的劳动者。

治疗：舒筋通络，通利关节。

推拿部位：肘部为主，前臂为辅。

取穴：肘髎、曲池、手三里、阿是穴等。

手法：一指禅推法、点法、按揉、拿捏、搓等。

操作：医生以阿是穴为主，按揉痛点，在肘髎穴附近操作一指禅推法，摸索压痛点，用点法、拿捏反复切入痛点；按揉肘部至前臂；以滚法施于患者前臂桡侧，结合前臂的旋转屈伸；运肘，反手握住患侧的小指、无名指和中指（医生反掌将掌心与患者的掌心相对，拇指与其余四指握住患者的小指、无名指和中指），将患肢腕关节掌屈，并带动前臂向患者肩前方屈肘，抵于肩前方后，带动前臂内旋并沿患者腋前线方向，向下牵抖 3 ~ 5 次。

提示：网球肘的发生以慢性积累损伤最为多见，其痛点固定不移，推拿治疗疗效肯定。施用点按手法时，力可逐渐渗透加重，直达病所。拿捏手法由上而下，内、外对拿，力求深透。注意本病与前臂旋前肌劳损、肱骨内上髁炎、尺骨鹰嘴滑囊炎的鉴别。

嘱患者肘部避风寒，避免提取重物，避免长时间固定动作的过度劳累，尤其注意肘、腕关节的旋转，如日常的拧毛巾、洗涤。

附

小儿桡骨头半脱位

小儿桡骨头半脱位，是由外力牵拉，致未发育完成的桡骨头脱离桡骨环状韧带的束缚，使肘关节功能障碍。该病多见于学龄前儿童。

推拿手法治疗需要家长配合，将患儿抱坐于家长大腿上，医生相对而坐。医生以左手握住患肘部，拇指在上，其余四指在下；接手抓握其腕关节上方，拇指在下，余指在上；左右手握妥后，左手不动，右手轻拉患腕使前臂呈伸直位，并迅捷外旋前臂，同时屈曲肘关节致完全屈曲位，此时会有复位弹响声出现，提示复位成功。如观察患儿仍有疼痛，上臂不能活动时，可依上法再做一次前臂内旋屈肘复位，多可成功。

提示：为保证一次性复位成功，在手法操作前应将患儿的上肢衣服脱净，一件薄的内衣都可能影响复位。医生要注意手感的精细，有时复位弹响声不是耳朵听到的，更多的是医生手下感觉到的，患儿的哭闹声可能大于弹响声，如医生感知到已有复位弹响声的出现，即使患儿再哭闹也可自信地告知复位成功。复位后，应将患肘呈 90 度屈曲位，用三角巾悬吊一天，这样有利于患肢的恢复，可防小儿"活膀子"的发生。

第十六节　手部腱鞘病

手部腱鞘病，包括腕管综合征、腱鞘炎、腱鞘囊肿等。长期使用手指，部分腱鞘可因摩擦而逐渐增厚、狭窄，产生损伤性炎症，引起胀痛、麻木和运动障碍。

腕管综合征，表现为正中神经在腕管内受到压迫所引起的手指麻木等神经症状，夜间及早晨较重，握拳乏力，腕指稍活动后可减轻，严重者后期可出现鱼际肌部分萎缩和拇指、食指、中指、无名指桡侧感觉丧失。

腱鞘炎，表现为桡骨茎突处疼痛、压痛和局限性肿胀，拇指伸展不利。屈指肌腱腱鞘炎，多见于拇指、中指、无名指，表现为掌骨掌侧的鞘管部肿胀疼痛，屈伸不利，晚期可产生摩擦音，手指活动产生弹响。严重者患指静止于伸展或屈曲位置，需用健侧手帮助患指完成屈伸动作，称为"闭锁现象"。

腱鞘囊肿，好发于关节和肌腱附近，多见于腕背部。囊肿为圆形局部隆起，边缘光滑，和皮肤无粘连，囊内充满液体時，囊肿变得较坚硬，局部胀痛。囊肿早期其内为液性胶状物，后期可纤维化。

治疗：舒筋活络，行气活血。

推拿部位：腱鞘患病局部。

取穴：手三里、大陵、外关、鱼际等。

手法：点揉、擦法、一指禅推法、按揉。

操作：患者取坐位，医生先于前臂伸肌群桡侧施大鱼际擦法治疗，点按手三里、偏历、阳溪、列缺、合谷等穴；在桡骨茎突部用拇指重点施按揉、弹拨法和理筋手法，手法宜轻快柔和；或用擦法、点揉法在前臂沿屈指肌腱方向治疗，接着用一指禅推法或拇指按揉法于腕管处或腱鞘患处，配合腕关节的被动活动，再轻柔地按拨肌腱；最后在局部施擦法，以透热为度。操作时可配合中药膏作为介质涂患部操作。

腱鞘炎，用捻法在患指的掌指关节周围往返操作，配合关节屈伸和环旋；拇指按揉患处，同时进行有节奏的拔伸和小幅度摇动，并沿肌腱方向做数次理筋手法。腱鞘囊肿，在局部推按，渐向中心加力挤压。

提示：手法宜轻巧柔和，操作中同时活动患处。腕部被动活动幅度由小到大，不可骤然猛烈活动。如果囊肿坚硬较大，手法推按囊壁不易破者，可用平底重物（如硬面书）敲击后，再施推揉片刻即可消散。极少部分患者需用三棱针刺破，或手术切除。

嘱患者减少手指做反复屈伸、握捏或长时间握持硬物动作，尤其是长时间操控电脑或手机；在工作中注意变换姿势和放松手腕、活动手指，减轻肌腱疲劳；治疗期间减少手部的活动，局部注意保暖，避免寒冷刺激。

第十七节　腰痛（包括急性腰扭伤、慢性腰肌劳损、第三腰椎横突综合征、胸腰椎压缩性骨折）

　　腰痛是临床常见症状，其症状以腰部一侧或两侧疼痛为主，常可放射到腿部或腹部。中医学将腰痛分为急性或慢性两种，分别由外伤和内脏病症引发。《一指定禅》有"痛连腰肾，小腹胀硬，足少阴肾经之病也。肾病则腰痛"，又有"肾经受邪，有三症，或左或右，或左右俱痛。急揉命门、三焦、中魁"，说明腰痛与肾脏、肾经关系密切。

一、急性腰扭伤

　　急性腰扭伤，俗称闪腰，是指腰部肌肉、筋膜、韧带、椎间小关节、腰骶关节的急性损伤，多因突然遭受间接外力所致。腰部在过度承重或弯腰姿势不当时所产生的压力及拉力，容易引起腰部的肌肉、筋膜、韧带损伤，多数发生在竖棘肌、腰椎下段、骶髂关节等处。其临床表现为腰部疼痛，痛点较为明确与局限，重者完全不能活动，起卧极度受限，咳嗽、深呼吸时疼痛加剧；体征检查有明显的压痛点，少数有下肢牵涉痛，多数患者有单侧或双侧腰部肌肉紧张痉挛，多位于骶棘肌、臀大肌等处。清代尤怡的《金匮翼》说："瘀血腰痛者，闪挫及强力举重得之。盖腰者，一身之要，屈伸俯仰，无不由之，若一有损伤，则血脉凝涩，经络壅滞，令人卒痛不能转侧，其脉涩，日轻夜重者是也。"说明腰部急性损伤多因猝然感受暴力所致。

治疗：缓解肌肉痉挛，改善血循环，促进瘀血吸收与损伤组织修复。

推拿部位：以腰部、臀部为主。

取穴：肾俞、大肠俞、关元俞、腰阳关，远取殷门、委中、昆仑等。

手法：一指禅推法、点按、拿揉、擦法等。

操作：患者取俯卧位，医生以一指禅推法轻推腰椎两旁竖棘肌，往返操作3~5遍，以拇指点按肾俞、大肠俞、关元俞等穴及压痛点，每穴半分钟，然后在痛点或痉挛处施点揉手法，每处3~5次，以解痉止痛；拿揉腰椎两侧竖棘肌和压痛点，反复拿揉2~4分钟，以缓解肌肉痉挛，改善局部血循环；以擦法操作于下肢足太阳经殷门至委中穴，然后点按殷门、委中、昆仑等穴，用轻柔的拿揉腰肌和按抖腰骶部结束治疗。最后，患者取俯卧位，医生施下肢牵拉的苍龙摆尾法，可单腿轮流亦可双腿同时，数下即可。

如有腰椎后关节紊乱，可用跪指指压调整使错位的关节复位。

提示：急性腰扭伤患者的症状轻重不一，功能受限的程度与形式也不同。因而，治疗时患者的体位应顺势而为，俯卧或侧卧均可。急性扭伤期手法不宜过重，要求轻柔、舒适，以轻柔的按揉等手法，逐步解除痉挛，调整关节，消除肿胀，避免造成新的损伤。必要时局部配合热敷，以达到舒筋通络、活血止痛的目的。

推拿治疗急性腰扭伤疗效显著，能够减轻疼痛，缓解痉挛。虽然其治疗常为即刻见效，但也不主张患者马上就活动如常，而应多卧床休息时日，以利修复，免得腰痛反复。

严重扭伤者，应排除腰椎骨折、脱位、增生、椎间盘突出，以及肿瘤、结核等病。

急性腰扭伤治疗期间患者须卧床休息，以助腰部肌肉的放松。康复期间患者应注意腰部的休息与保暖，不能负重和腰部过度屈伸。床垫软硬度以完全托起腰部为宜，硬板床休息应防止腰肌继续损伤。疼痛缓解后，渐进开展腰肌功能锻炼。

二、慢性腰肌劳损

慢性腰肌劳损，指腰骶部肌肉、筋膜以及韧带等软组织的慢性损伤，引起腰臀部一侧或两侧的弥漫性疼痛。该病多由腰部过度疲劳，如长时间的弯腰劳作致使肌肉、筋膜、韧带持续牵张，肌肉缺血痉挛，代谢产物不能及时消除，引起水肿、粘连，导致组织变性，形成慢性劳损；或由于腰部软组织急性损伤后未及时治疗，腰肌筋膜不能完全修复，肌纤维变性或瘢痕化而产生慢性腰痛。此外，先天性病变如腰椎骶化、隐性脊柱裂等，也可诱发劳损而产生腰痛。

该病的临床表现为腰背僵硬酸痛反复发作，或呈钝性胀痛，时轻时重，久站或弯腰稍久便直腰困难。如出现腰部脊柱侧弯，可有明显的下肢牵掣作痛等症状。适当活动或改变体位姿势可使症状减轻，劳累或遇阴雨天气，受风寒湿邪则症状加重。腰背部压痛范围较广泛，压痛点多在骶棘肌、腰椎横突及髂嵴后缘等部位。腰部肌肉紧张痉挛，或有硬结及肥厚感。

治疗：舒筋通络，活血散瘀，解痉止痛。

推拿部位：腰部、臀部。

取穴：肾俞、大肠俞、腰阳关、腰部夹脊穴、居髎、秩边、委中、承山、太溪等。

手法：一指禅推法、点按、㨰揉、按拨等。

操作：患者取俯卧位，医生以一指禅推法沿两侧足太阳经由上而下往返操作 3～5 遍，双手拇指点按肾俞、腰阳关、大肠俞、夹脊等穴，以酸胀为度，用㨰法、按揉用力由轻到重；用点按手法施术于痛点及肌痉挛处，重力点按居髎穴，反复 3～5 遍，以达到提高痛阈、松解粘连、解痉止痛的目的。患者取侧卧位，医生施以腰部斜扳法，左右各 1 次；患者再取仰卧位，医生施以双下肢屈膝屈髋被动运动数次，做抱膝滚腰以调整腰骶关节。患者取俯卧位，医生施以点按秩边、委中、承山等穴，用掌按腰骶部，双手搓抖腰部结束治疗。

提示：慢性腰肌劳损多为迁延日久、累积而犯，筋脉气血滞涩难行，故在施用手法时，力均可偏重。做身体屈伸旋转时，幅度可尽可能偏大，以使筋脉达到最大幅度的舒展拉伸。

推拿治疗慢性腰肌劳损能明显改善症状，特别是早期见效明显。但本病很易复发，关键是消除致病因素，即改变不良姿势和超负荷劳动，才能达到满意的治疗效果。如能配合功能锻炼，并持之以恒，则有利于提高疗效。嘱患者在日常生活、工作中，纠正不良姿势，经常变换体位，勿使过度疲劳；注意休息和局部保暖，节制房事；加强腰背肌肉锻炼，适应日常活动的体力支配。

三、第三腰椎横突综合征

第三腰椎是腰椎活动的中心，横突最长，其尖端易受外力影响出现损伤，如因急慢性损伤而出现腰痛及下肢疼痛、腰部活动障碍等症状，称为第三腰椎横突综合征。腰肌劳损以表现为第三腰椎横突综合征者较多见。本病多见于体型瘦长的青年人。临床表现为腰部疼痛牵滞，受寒或劳累后加重，疼痛有时向臀部、同侧内收肌和大腿前侧放射，但不超过膝关节；第三腰椎横突尖端压痛明显，并可触及肌痉挛结节或条索样物；腰部活动稍受限制。

治疗：疏通经络，舒筋止痛。

推拿部位：以腰痛局部为主，兼以大腿外侧。

取穴：气海俞、肾俞、阿是穴等，远取殷门、太溪。

手法：一指禅推法、点颤、按揉、擦法。

操作：患者取俯卧位，医生以一指禅推腰部两侧至骶部往复循环约5分钟，再施按揉法，在第三腰椎外侧用点颤法反复刺激，掌按腰部；点法操作远端穴位。

提示：该症所寻施的阿是穴为第三腰椎横突的顶端，在此操作点颤法，不可过度用力，且应密切观察患者的即时反应，当患者身体出现惊痛或惊跳时立即停止。

推拿治疗本病有一定的疗效，患者可配合进行腰背肌功能锻炼以巩固疗效。

四、胸腰椎压缩性骨折

此处讨论的胸腰椎压缩性骨折，是为单纯、稳定型，以影像学检查即可确定。有关胸腰椎压缩性骨折的手法治疗，现在已少有人涉及。有种观点认为手法治疗有风险，施用手法治疗不当，会引致神经损伤后果严重；另有观点认为该病没有必要治疗，卧床休息即可。而丁氏一指禅推拿治疗该病有其独到之处，安全、高效。

胸腰椎压缩性骨折，是指胸椎、腰椎椎体前半部压缩，椎体通常发生楔形变的骨折损伤，脊椎后部的椎弓正常。胸腰椎压缩性骨折多见于下胸段和上腰段，表现为不同程度的背痛，站立行走等活动受限。如压缩程度较重，棘突或韧带损伤可产生局部后凸畸形，或出现肿胀瘀斑。单纯的胸腰椎压缩性骨折多是稳定性骨折，无神经损伤症状，少数椎体楔形严重；若位于脊椎后方的附件，即椎弓有张力性损伤时，则表现为不稳定骨折。

治疗：手法小关节复位，消肿化瘀。

推拿部位：骨折椎体、腰部、臀部。

取穴：夹脊穴、秩边、次髎、下髎、长强等。

手法：屈指跪压调理手法、一指禅推法、揉法、按法。

操作：患者取俯卧位，腹下用枕头垫高，两位助手分别在腋下与下肢做上下两端的牵引，形成反弓的桥状，医生用屈指跪压调理手法在压缩骨折的椎体上下两节进行操作，以挤压楔形压缩的椎体，根据其程度逐渐进行椎体复位；以一指禅推法在胸腰部足太阳经往复操作 3~5 遍，以减缓疼痛，消退肿胀；以揉法、按法在腰臀部整理。

提示：推拿适用于外伤所致的单纯性压缩性骨折。CT 或 MRI 检查可排除老年骨质疏松、骨结核、骨肿瘤等导致的病理性压缩性骨折。

急性期需平卧硬板床，平衡滚动式翻身，避免躯干扭曲。疼痛缓解后，平卧时腰背部垫枕，保持脊柱背伸，促进骨折复位。日常站立行走需佩戴腰背支具，增加腰部固定。

胸腰椎压缩性骨折的保守治疗，一般都是嘱患者卧床休息，配合药物缓解疼痛。临床常见患者因疼痛而难以安卧，稍有移动即疼痛难忍。造成此剧烈疼痛的原因，除了影像可证实的椎体骨折外，还有影像学上无法反映的因外力同时造成的损伤，如椎体关节的紊乱、软组织的嵌顿等。若能及时给予手法纠正，则疼痛会迅速减轻，这样患者就能安卧休养，为早日康复打下很好的基础。治疗除施用手法外，还可局部使用伤药外敷，内服活血化瘀止痛之药物，促使早日痊愈。

胸腰椎压缩性骨折发生后的数天内，除了疼痛外，最多见的并发症是"便闭"。患者常因几天大便不得排解，腹胀难受而苦恼，严重者可能会用灌肠才能解决。上述手法治疗可轻松解决这一问题，避免相关并发症的发生。

第十八节　腰椎椎管狭窄症

腰椎椎管狭窄症是由于骨性或纤维性增生、移位，造成腰椎椎管、神经根通道及椎间孔隧道变形或狭窄，压迫马尾神经或神经根并产生以长期腰痛、腿痛、间歇性跛行为主要表现的疾病。本病可因先天发育不良或继发性因素所致，推拿临床多见继发性腰椎椎管狭窄症，且以退变为主，故好发于40岁以上的人群，以男性多见。先天发育性椎管狭窄较少见。

继发性因素包括退变、创伤、骨病及医源性等。退变引起骨质增生、韧带肥厚或钙化、椎间盘后突、椎间隙狭窄或椎体移位等，造成中央椎管或神经根管狭窄，压迫刺激硬膜囊、神经根。其腰痛呈缓慢进行性发展，伴有下肢酸痛麻木，行走、站立过久后加重，弯腰、下蹲及侧卧位休息后疼痛减轻；有典型的间歇性跛行；神经根管狭窄者有下肢放射痛。马尾神经受压严重者，有马鞍区麻木、二便功能障碍。腰部无明显压痛，后伸试验阳性，部分患者有神经功能损害体征。神经根管狭窄者，直腿抬高试验阳性，直腿抬高加强试验阳性。椎管造影、CT与MRI有诊断价值。

治疗：活血通络，补肾强腰。

推拿部位：以腰骶部为主。

取穴：肾俞、命门、夹脊穴等，远取秩边、委中、昆仑等。

手法：用一指禅推法、揉法、按揉。

操作：患者取俯卧位，医生以一指禅推操作于腰骶部，以按揉法施于夹脊、督脉、足太阳经第一侧线、八髎穴、秩边等部；以滚法操作腰骶部；按揉委中、昆仑。

提示：推拿治疗本病有一定的疗效。对骨性椎管狭窄或有马尾神经损伤者，应慎用后伸扳法，并建议患者手术治疗。

嘱患者卧硬板床，注意腰部保暖，避免劳累，适当进行腰腹肌功能锻炼。

第十九节　腰腿痛（包括腰椎间盘突出症、单纯腰痛型腰椎间盘突出症、坐骨神经痛、梨状肌综合征）

腰腿痛是以腰痛与腿部疼痛同时存在为主要症状的病症。腰腿痛不是一种病，而是由多种原因引起的一组症候群。长期从事办公室伏案工作的人员中，腰腿痛也是常见病。

一、腰椎间盘突出症

腰椎间盘突出症，是因腰椎间盘变性，纤维环破裂后髓核突出，压迫和刺激相应节段的神经根、马尾神经或脊髓，引起腰痛、下肢放射痛或有膀胱直肠功能障碍等症状及体征的疾病。该病常有腰部外伤、慢性劳损或受寒湿病史，大部分患者发病前有慢性腰痛史。第4腰椎、第5腰椎与第1骶椎的椎间盘突出发生率可占90%以上。

反复发作腰痛或放射性下肢痛，一般急性期较为严重，咳嗽、喷嚏或大便等腹压增高时疼痛加重，卧床休息可减轻；病程长者可出现下肢肌力下降或肌肉萎缩；中央型椎间盘突出可能引起马尾神经损伤。体格检查可见腰部僵直，活动受限，生理弧度消失甚至后凸，腰椎侧弯，在椎间盘突出间隙相对应的棘突旁有压痛或放射痛，直腿抬高试验和加强试验阳性。受累神经支配区的感觉、运动和反射改变，有助于定位诊断。马尾神经受压者可出现提肛反射、提睾反射消失。

治疗：活血通络，温化寒湿，理筋整复。

推拿部位：腰部，患侧下肢后外侧。

取穴：肾俞、大肠俞、小肠俞、白环俞、秩边、环跳、居髎、承扶、殷门、风市、委中、阳陵泉、承山、悬钟、昆仑、解溪、涌泉、腰夹脊穴。

手法：一指禅推法、点按、点颤、按揉、揉法、拿揉。

操作：患者取俯卧位，医生以一指禅推腰部与臀部腧穴操作5~8分钟，点按肾俞、大肠俞、小肠俞、白环俞、居髎等穴，在腰部及患侧下肢以按揉等手法，在拔伸牵引下肢与患侧下肢被动直腿抬高牵伸。患者取侧卧位，医生以一指禅推法在臀部操作，大鱼际揉法在大腿部足少阳经操作，共往复3~5遍；点颤秩边、环跳、承扶等穴，拿揉、点按委中、阳陵泉、承山、悬钟、昆仑、解溪、涌泉等穴。

提示：腰椎间盘突出症患者中，时有伴随腰椎侧弯、骨盆歪斜症状。这常是患者因疼痛而发生保护性反应的结果，治疗时应重视对其及时纠正。若不消除这一症状，常会使得疼痛等症状与骨盆歪斜互为影响。为了减轻疼痛而使体位偏歪，体位偏歪又不利于椎间盘的复位，压迫难除，这样使得病程拖延日久，成为顽症。

一指禅推拿在纠正骨盆歪斜症状时，是在对腰椎间盘突出症的常规治疗方法完成后，患者取俯卧位，医生立于患者的一侧（左右均可），下面以立于左侧为例：医生以左手伸掌平复于患者腰椎下段，掌根使力轻轻下压；接手握患者的踝关节上方，使小腿屈曲，幅度渐大，直至极限。左右腿交替进行。一般在操作过程中，骨盆歪偏的一侧下肢要多按压几次，力量也可稍加大。在操作过程中，我们常能观察到骨盆位置的变化，从而按压的次数与力量也随之发生动态的改变，根据治疗需要程度来操作。这一纠正的过程是逐渐积累、反复多次而达到效果，因此不要急于求成，使用过力常使患者畏惧紧张而影响效果。这种调整手法是利用身体前侧肌群的作用来取得身体的再平衡，效果显著。

腰椎间盘突出症急性发作时，应慎用重力牵引，尤其是电动三维牵引以及所谓的复位手法，急功近利反而会适得其反。推拿治疗的同时，可以配合针灸、牵引、中药等治疗。对于突出物巨大或有钙化、马尾神经受压、继发椎管狭窄者，不宜用腰椎侧位斜扳法或其他强硬手法。

推拿治疗期间，患者应卧床 1～2 周，疼痛减轻后可适当增加活动，日常注意佩戴腰围保护。慢性患者应卧硬板床并进行腰背肌功能锻炼。腰椎间盘突出症患者平日应避免久坐，忌坐沙发矮凳；不宜重体力劳动或剧烈运动；避免剧烈咳嗽或打喷嚏，保持大便通畅；治疗期间停止一切体育活动，避免腰部遭受震荡。

急性发作期如症状较重，可酌情配合封闭或短期使用脱水剂及激素类药物。对于难治性患者，可进一步做 MRI 检查，充分了解突出物占位情况，以及后纵韧带、马尾神经、脊髓损伤等细节，再做相应处置。推拿治疗 1～2 个疗程后，放射性腰腿痛症状未见好转，甚至加重者；或症状严重，有明确神经根传导功能障碍，尤其是肌力明显减弱并影响工作生活者；或有马尾受压，大小便功能障碍者，应建议手术治疗。

二、单纯腰痛型腰椎间盘突出症

单纯腰痛型腰椎间盘突出症，现代医籍中无此论述。之所以单列出来，是因为它在发病、症状、治疗都有其自身的特征。单纯腰痛型腰椎间盘突出症在慢性腰痛者中占有极高比例，目前基本上都是将此归纳于急性腰扭伤、腰肌劳损等病症中诊治，若是按此推拿治疗则效果不佳，有时甚至会适得其反，症状加重。

该病的临床表现为慢性腰痛者急性发病，病史较长，反复发作。发病原因多样，用力、受凉、劳累等。有时患者自己也不知道什么原因，突然就腰部疼痛、活动受限。无论是自觉症状还是查体，其疼痛的位置都是在腰椎正中线的下段，疼痛可牵涉双侧臀部，可伴有腰椎不同程度的侧弯、骨盆偏移，但无下肢放射疼痛、肢（趾）体麻木等症状。CT 或 MRI 影像学检查可见腰椎间盘膨出或突出，并以膨出为多见。

推拿手法治疗：患者取俯卧位，医生站立于腰侧，施拇指推法于腰骶部，重点施力于大肠俞、肾俞、志室、腰阳关、命门、次髎穴；以拇指点按、点揉法于双侧骶棘肌至臀部，重力施华佗夹脊、居髎穴，后下延至殷门、委中穴；再加力按压腰椎。

手法牵引双下肢：患者取俯卧位，医生立于患者脚端，双手握紧踝关节上方，用力牵拉，当牵拉至一定张力时，做上下抖法数下，左右交替进行 2～3 次。如有骨盆偏移者，使用俯卧屈腿法纠正，操作手法见腰椎间盘突出症的相关内容。

提示：在临床工作中，此型病症可作为腰椎间盘突出症的"基型"，也就是前期变化来处理。治疗该病症忌用电动牵引装置做持续牵引。若是持续牵引，大多会出现不良反应，严重者可即刻疼痛加重，无法下地行走。这是该病症的特征之一，值得探讨。

三、坐骨神经痛

坐骨神经由 $L_{4\sim5}$、$S_{1\sim3}$ 脊神经根的骶丛发出，分布于下肢后外侧。其通路上出现放射性疼痛为坐骨神经痛。坐骨神经痛可分原发性和继发性两类：原发性坐骨神经痛即坐骨神经炎，多与感染、风湿、受寒有关；继发性坐骨神经痛为神经通路的邻近组织病变产生机械性压迫或粘连所引起，如腰椎间盘突出症、脊椎肿瘤、结核以及椎间关节、骶髂关节、骨盆内病变和腰骶部软组织劳损等。从病损的部位来分，由神经根受压迫所致者为根性坐骨神经痛；由神经干因炎症等而引发者为干性坐骨神经痛。

其临床表现有臀部、大腿后侧、小腿后或外侧及足部呈烧灼样或针刺样疼痛，行动及夜间加重。根性坐骨神经痛，当咳嗽、喷嚏、屈颈和弯腰用力时疼痛加剧。因受累神经根不同，下肢部的疼痛和感觉障碍范围也有所区别。

治疗：舒经活络，温通止痛。

推拿部位：以下肢足太阳经、足少阳经、足阳明及足太阴经循行部位为主。

取穴：$L_{4\sim5}$ 夹脊、秩边、环跳、居髎、承扶、风市、委中、阳陵泉、外丘、承山、悬钟、昆仑等。

手法：一指禅推法、点颤、点按、㨰法、抖法。

操作：患者取俯卧位，医生以一指禅推法在腰骶两侧操作，并走向环跳、秩边往复 3～5 遍；以一指禅推法从承扶至殷门，委中至承山，操作 3～5 遍。患者取侧卧位，患肢在上，医生以一指禅推法在足少阳经由上至下往复 3～5 遍；以点颤在臀部各穴操作，以点按在下肢各穴操作，每一个穴位都需要感应明显；以滚法沿足少阳经由上往下往复 3～5 遍；以抖法活动下肢，整理收手。

提示：手法获得镇痛疗效的关键，在于一指禅推在下肢经络径路上疏通松解，夹脊取穴点法感应沿坐骨神经通路下传。神经根受累以脊旁夹脊穴为主，坐骨神经干受累以承扶、殷门等穴为主，臀上皮神经受累以居髎穴为主。急性病痛，以拿捏太溪与昆仑为主。

这里讨论的手法治疗，是以干性坐骨神经痛为主。根性坐骨神经痛，应根据不同病症，加以其他相应治疗措施，请参考其他有关章节。

嘱患者平时注意保暖，避免受冷，劳动时注意保护腰部，或以阔弹力带束腰，并采取正确的体位姿势。

四、梨状肌综合征

梨状肌综合征，由梨状肌损伤及坐骨神经穿过梨状肌时的解剖变异，造成坐骨神经在该处受压，产生下肢后侧疼痛等症状。

其临床表现有臀及大腿后侧、小腿后外侧疼痛，呈"刀割样"或"烧灼样"，不耐久行；梨状肌体表投影处有压痛，髋关节外展、外旋受限；直腿抬高试验阳性，梨状肌紧张试验阳性。临床上，原发性梨状肌综合征见于重体力劳动者，但多数患者由腰椎、骶髂关节或髋关节病变等引起。

治疗：理筋止痛，疏风祛寒，以缓解经脉拘挛或外伤所致的经筋损伤。

推拿部位：腰部、臀部、下肢后侧。

取穴：肾俞、居髎、环跳、承扶、胞肓、秩边、委中、悬钟、昆仑等。

手法：一指禅推法、点颤、点按、擦法。

操作：患者取俯卧位，医生以一指禅推法在腰部至臀部往复操作 3～5 分钟，走足太阳经与足少阳经穴，以疏通经络、理经止痛。患者取侧卧位，患肢在上，医生以一指禅推法沿足少阳经从上往下往复 3～5 遍；以点颤在居髎、环跳、承扶、秩边、胞肓等穴操作，以点按在委中、悬钟、昆仑等穴操作，做到各穴均有感觉得气、感应传导放散；以大鱼际擦法沿下肢足少阳经向下操作 3～5 分钟，着重在股骨大转子下缘与阳陵泉穴下方。

提示：在居髎穴及梨状肌的体表投影处，重施一指禅点按、点颤等手法，常能收到比较好的效果，有时一次治疗后即有明显改善。临床上单纯原发性梨状肌综合征较少见，多因腰椎间盘突出症、骶髂关节病变、髋关节炎、髋部滑囊炎等疾病而继发，应注意诊治原发病以提高疗效。

因外伤或寒冷刺激会诱发本病，嘱患者应注意局部保暖。

第二十节　强直性脊柱炎（附：骶髂关节病）

强直性脊柱炎是一种累及椎间关节、骶髂关节、椎旁韧带，最后导致整个脊柱强直、畸形的炎性疾病。

该病最早出现于骶髂关节，渐进性向上蔓延，腰骶关节、腰椎、胸椎和下段颈椎依次受累。其病变主要表现为慢性炎性浸润，关节软骨增殖、骨化；韧带钙化和骨化，关节囊和韧带附着部的骨质遭侵蚀破坏，代之以骨赘生长；椎间盘的软骨板和纤维环外层炎症引起软骨内骨化，并与前纵韧带形成的韧带赘融合成骨桥，使整个脊柱最终发生强直。疾病后期，X 线检查可见椎体之间形成骨桥，脊柱呈"竹节样"改变。类风湿因子检查阴性，并且不出现皮下类风湿结节。发病年龄较轻，且男性多于女性。

其临床表现有持续渐进性的腰背部酸痛和腰骶部不适，夜间或长时间静止后疼痛加剧，活动后减轻。棘突、骶髂关节等处有明显的压痛和叩击痛，可伴有轻度间歇性或两侧交替出现的坐骨神经痛。腰部活动受限，早期感到腰部僵硬，运动不灵活，尤其是脊柱侧弯、下蹲运动受限，清晨起床时尤为明显，稍活动后有所好转。

晚期随着病情的发展，脊柱活动度越来越小，脊柱逐渐出现屈曲畸形，患者不能直腰，不能抬头平视。肋椎关节强直则胸廓的扩张运动受限，胸腔容积缩小，心肺功能受到影响。腰椎生理前凸消失甚至出现反弓，胸椎后凸增加，颈椎向前屈曲，形成"驼背"畸形。脊柱两侧竖棘肌显著痉挛，脊柱僵硬，一侧或两侧骶髂关节及腰部有明显的压痛和叩击痛。

治疗：早期以和营通络、活血止痛为主；后期以舒筋通络、滑利关节为主。

推拿部位：腰背、脊柱、大腿部。

取穴：夹脊穴、背俞穴、环跳、秩边，远取居髎、委中、阳陵泉、足三里等。

手法：一指禅推法、点按、揉法、滚法、扳、擦等。

操作：患者取俯卧，医生在脊柱两侧足太阳经、督脉自上而下，以一指禅推法往返操作 3~5 分钟，以点按在夹脊穴自上而下操作 3~5 遍，然后以揉法、滚法在两侧竖棘肌操作数遍，以达到松弛肌肉、解痉止痛的目的；以两手掌掌根自上而下有节律地按压脊柱胸背、腰骶、骶髂等处，按压时要配合患者呼吸，即呼气时按压，吸气时松开，反复 5~8 遍，然后一

第八章 治疗病症 一

手掌按住腰骶部，接手托扶一侧大腿使其后伸，双手同时向相反方向完成腰骶、骶髂及髋关节的被动后伸；做髋关节的外展、外旋及内旋运动，然后点按环跳、秩边、居髎等穴。

患者取仰卧位，医生以滚、揉法于髋关节及大腿根部操作2~3分钟，然后拿揉大腿肌肉，再做髋关节被动屈伸、外展、外旋运动，以助僵直的髋关节恢复运动功能；并分别按揉两侧髀关、风市、阳陵泉、足三里、绝骨等穴。

提示：推拿治疗能改善症状，早期见效尤为明显，配合功能锻炼可提高疗效。

对于早期尚未形成骨性强直的患者，推拿治疗可以缓解腰背疼痛，恢复活动功能，对防止畸形的发生有积极意义；中、晚期已形成骨性强直的患者，需采取综合措施，可配合针灸、拔罐、药物热敷等。后期骨性强直畸形的患者，推拿治疗仅能改善局部某些症状或增强部分功能，而病变关节的畸形很难恢复。

患者需积极锻炼，尤其是在病变的早期。该症病机与免疫功能下降相关，适当锻炼身体对提高免疫系统的抗病能力、延缓或抑制该病的发展大有裨益。锻炼内容以养生为主，如太极拳、八段锦等。同时应鼓励患者增强战胜疾病的信心。

附

骶髂关节病

骶髂关节病，主要有韧带扭伤、劳损和骶髂关节半脱位等。骶髂关节因外力及姿势性应力的影响，引起骨盆周围韧带损伤或稳定性下降、错位，导致骨盆承重机制的破坏而发病。男性多急性发病，有腰部外伤史；经产女性多慢性发病，一般无腰部外伤史。

其临床表现有腰骶部疼痛及一侧或两侧下肢痛，少数兼有尾骶部疼痛，患者站立时多以健肢负重，坐位时以健侧臀部着落椅面；严重者在仰卧时不能伸直下肢，喜屈曲患肢仰卧或向健侧侧卧。急性损伤患者骨盆倾斜，脊柱侧凸，呈"歪臀跛行"的特殊姿势，不能挺胸直腰；由于两侧髋骨不对称，导致髋臼三维空间位置向上或向下移动，两下肢外观不等长；两侧髂后上棘、髂后下棘等骨性标志不对称，且有压痛及叩击痛。慢性劳损患者因脊柱姿势代偿，"歪臀跛行"可不明显，但仍可在体检中发现上述体征。

骶髂关节半脱位，分为屈曲性半脱位和伸展性半脱位。该病发病前有外伤史，疼痛剧烈，体位改变或咳嗽、打喷嚏时疼痛加剧，患侧下肢呈半屈曲状，主动或被动伸屈均明显受限并剧烈疼痛，腰骶部叩击痛；患侧"4"字试验、床边试验、骨盆挤压试验阳性。

骶髂关节韧带扭伤多表现为中等疼痛，体位改变时疼痛加剧，腰骶部无叩击痛；患侧"4"字试验、床边试验、骨盆挤压试验阳性，但两侧骨盆的骨性结构对称，骶髂关节韧带附着处有压痛。

骶髂关节劳损，患者自觉下腰部、臀部隐痛乏力而下肢远端症状不明显，表现为酸软、麻胀、怕冷等感觉；部分患者表现为骶尾部顽固性疼痛和触痛，拔伸骶髂关节出现过度移动；骨盆 X 线检查呈所谓的"致密性髂骨炎"的征象。

治疗：行气活血化瘀，理筋疏结，正骨复位，恢复骨盆功能。

推拿部位：以骶部、臀部为主。

取穴：肾俞、大肠俞、次髎、下髎、环跳、殷门、委中、阿是穴等穴。

手法：一指禅推法、点按、掌按、跪指压法、拔伸、抖摇。

操作：骶髂关节半脱位，医生以一指禅推法在骶骨关节周围穴位操作5~8分钟，点按肾俞、大肠俞、次髎、下髎等穴，以跪指手法压在骶髂关节，同时推按髂后上棘形成斜位微调手法整复半脱位。如整复成功，则疼痛显著缓解，骨盆骨性结构恢复对称性，腰部活动恢复正常，临床体征消失，患肢承重功能恢复。

骶髂关节韧带扭伤，患者取俯卧位，医生以拔伸法操作于扭伤一侧下肢，用掌按疼痛部位。手法治疗有效的标志是腰骶部压痛消失，腰骶运动痛缓解。

骶髂关节劳损，医生在关节局部操作，透热为度。手法治疗有效的标志是腰骶部压痛消失，腰骶运动痛缓解，患肢承重功能恢复。

提示：推拿治疗骶髂关节病症具有明显效果，需要持续治疗或配合其他辅助疗法以巩固疗效，如配合消肿止痛药膏进行膏摩或外敷，促进痊愈。

骶髂关节周围韧带和肌肉阻力较大，手法切忌粗暴，以免引起医源性损伤。

骶髂关节韧带扭伤、骶髂关节劳损，可以配合选用针灸、中药热敷、理疗等。

骶髂关节病症，临床应排除强直性脊柱炎。中老年女性骶髂关节劳损患者，常因影响盆腔副交感神经而并发尿道综合征，推拿治疗骶髂关节获得效果后，有利于恢复正常的排尿功能。

推拿治疗期间，患者可配合腰骶部的力量锻炼，强健筋骨以防复发。

第二十一节　膝关节病（包括膝关节骨关节炎、髌下脂肪垫劳损、膝关节半月板损伤）

膝关节病主要包括骨关节炎、滑膜炎、髌下脂肪垫劳损、髌骨软化、半月板损伤等。膝关节病变症状往往不具有特异性，包括膝关节疼痛、无力、关节交锁等。本节介绍三个典型病症的推拿治疗。

一、膝关节骨关节炎

膝关节骨关节炎，又称膝关节增生性骨关节炎、老年性骨关节炎、退行性骨关节炎，好发于中老年，60 岁以上多见。该病主要是由生理退化、慢性积累性关节磨损及机械性损伤，积累造成膝关节软骨退行性变、骨质增生或继发滑膜炎症的关节病变。

膝关节活动时疼痛为主要表现，在晚上、上下楼、行久时疼痛加重。疼痛早期为间歇性，后期为持续性。膝关节活动受限，但不强直。少数患者有关节肿胀、积液。膝关节活动时有弹响或摩擦音。后期可有肌肉萎缩，压痛点在内外膝眼及髌韧带。该病发病缓慢，往往有劳损史，多见于中老年肥胖女性。

治疗：通利关节，疏经通络。

推拿部位：膝关节前、内、外侧，大腿远段。

取穴：伏兔、梁丘、内外膝眼、曲泉、阳陵泉、阴陵泉、足三里、委中、承山、承筋等。

手法：一手三穴法、点揉、按法、一指禅推法。

操作：患者取仰卧位，医生以一手三穴法在大腿股四头肌、髌韧带进行疏通操作，点揉内外膝眼 3 ~ 5 分钟，按揉推髌骨，按髌韧带及膝眼，摇拔与屈伸膝关节。患者取俯卧位，医生以一指禅推腘窝、腓肠肌上端。

提示：推拿治疗本病有明显的疗效。嘱患者在治疗期间减少膝关节的活动，并注意保暖。

现在社会上很流行的一句话是：管住嘴，迈开腿。很多人却因迈腿太过，而致膝关节损伤。我们不能顾此失彼，得不偿失，而是要根据自己身体的情况、能力，合理安排与科学锻炼，避免膝关节损伤的发生。

二、髌下脂肪垫劳损

髌下脂肪垫劳损，又称脂肪垫炎、脂肪垫肥厚。膝关节局部的直接外伤或膝关节长期过度屈伸，可致髌下脂肪垫损伤，局部充血肥厚，发生无菌性炎症，引起脂肪垫劳损。其表现为髌下肿胀疼痛，可放射至腘窝及小腿后外侧，关节伸直或劳累时疼痛加重；双侧膝眼处饱满，压痛明显，膝关节过伸时疼痛加重；浮髌试验可呈阳性，病久可见股四头肌萎缩。

治疗：疏经通络，舒筋止痛，滑利关节。

推拿部位：髌骨下缘局部。

取穴：膝眼、血海、伏兔、髀关、风市、阳陵泉、阴陵泉、委中、委阳、承山、足三里、阿是穴。

手法：一指禅推法、按揉、拿法、摇法、擦法等。

操作：以一指禅推法、大鱼际擦法，在股四头肌及小腿内侧肌群操作，按揉膝眼，掌心握住髌骨，上下推挤；摇膝关节，并牵直膝关节；以擦法在膝关节内、外侧操作。若有脂肪垫嵌顿，则先在牵引状态下内、外摇膝关节，再慢慢屈伸膝关节。

提示：本病推拿治疗有肯定疗效。治疗期间患者不宜跑跳活动，可在无重力状态下进行膝关节的屈伸活动，防止关节粘连、肌肉萎缩，并注意保暖。

三、膝关节半月板损伤

膝关节半月板为纤维软骨组织，呈周缘厚、内缘薄的楔形，从平面上看为半月形，故称为半月板。膝关节半月板损伤常见于膝关节伸屈伴随小腿内外旋或内外翻，使半月板产生旋转牵拉时所致。膝关节屈曲，胫骨固定，股骨强烈外旋，可造成外侧半月板前角或内侧半月板后角损伤。当在屈膝状态下强烈内旋股骨或小腿外旋，易引起外侧半月板后角或内侧半月板前角损伤。

多数患者伤后膝部逐渐肿胀，疼痛位于两侧关节间隙，往往发生某种体位下，改变体位后疼痛即可能消失。行走乏力，上下楼梯尤为明显，且伴有疼痛或不适，病程长者，股四头肌会逐渐萎缩。行走中膝关节出现伸屈障碍，即"交锁"体征，自主或被动地旋转伸屈之后，"交锁"多可解除。检查可在髌韧带与侧副韧带之间，沿关节间隙发现有固定而局限的压痛。麦氏征阳性，研磨试验阳性。

治疗：镇痛消肿。

推拿部位：膝关节局部。

取穴：伏兔、梁丘、曲泉、膝阳关、阴陵泉、阳陵泉、委中、承山、阿是穴。

手法：按揉、㨰法、摇法、按揉。

操作：患者取仰卧位，医生先以按揉法操作于髌骨下缘髌韧带与侧副韧带之间，以酸胀为度；大鱼际㨰膝关节及周围，主要在髌骨上下缘及股四头肌部，约 5 分钟，然后摇膝关节，先屈伸后内、外旋转；按揉两膝眼、膝阳关、曲泉、鹤顶等穴，以酸胀为度；按揉患部，以透热为度。

提示：推拿治疗有利于改善症状。治疗过程中，患者需要卧床休息，活动过度不利于关节内积液的吸收，必要时用弹性绷带做膝关节包扎固定。

嘱患者后期加强股四头肌的锻炼。

推拿手法治疗的同时也可以配合热敷，或中药熏洗。

第二十二节　扭挫伤（附：足跟痛）

扭挫伤，是指多发于四肢关节部的软组织伤。损伤后主要表现有局部肿胀、疼痛、功能障碍。其中踝关节的扭挫伤最为多见，本节即以此病为例进行介绍。

踝关节扭挫伤是指踝关节韧带的扭伤或撕裂，多因行走或运动时不慎，使足踝超过其内外正常生理曲度所造成，其中以外踝部扭挫伤最为多见。

其临床表现为伤部肿胀、疼痛，或不甚肿胀，压痛明显，活动时疼痛更甚。如韧带撕裂，则疼痛严重，并有轻度内翻畸形。如做踝关节内翻，外踝前下方产生疼痛，为外踝部扭伤；相反，踝关节外翻时内侧疼痛者，则为内踝部扭伤。

治疗：活血化瘀，消肿止痛。

推拿手法：宜轻巧，多以一指禅偏峰推、拇指揉，慎用关节活动类手法，重在恢复组织与关节的功能。

取穴：以关节周围局部穴位为主，配用高位取穴；对于急性扭伤，可于对侧足部相对应处取穴，有舒筋定痛的作用。

操作：疼痛——上肢常用穴为外关、手三里、曲池、压痛点，下肢常用穴为悬钟、丘墟、压痛点，手法以拇指按揉、掌根按揉、一指禅偏峰推痛点周边与高位穴位。肿胀——上肢常用穴为阳溪、手三里、肿胀点，下肢常用穴为阳陵泉、三阴交、解溪、昆仑，手法以拇指点按、点揉，一指禅偏峰推周边与高位穴位。手法治疗时可结合伤药膏摩。

提示：注意急性期处理与辨证。踝关节扭伤急性期，应先冷敷，等待 24 小时后再做进一步的治疗，或可在损伤部位的周边做手法治疗，助其消肿止痛。临床需要辨别韧带损伤、骨皮质撕脱或关节半脱位。

推拿治疗单纯韧带损伤能够消肿止痛；对于半脱位，应先进行手法复位，后实施推拿治疗；存在骨皮质撕脱者，应结合骨伤科的治疗加以固定。无论软组织损伤轻重如何，关节制动在 2 周以上为好。软组织损伤或骨关节损伤常被列为推拿手法治疗的禁忌，然而，大量的临床病例说明，推拿手法治疗软组织损伤及骨关节损伤是安全、有效的。急性期，在其周边及远端进行手法治疗，有利于止痛、消肿，缩短愈合周期，减少后遗症的发生。后期的手法治疗，对组织功能的全面康复，更是其他治疗方法无可比拟的。

附

足跟痛

足跟痛，是指跟骨结节周围由慢性炎症或劳损引起的疼痛，常伴有跟骨结节部骨刺。该病症主要由跖筋膜或跟腱附着处的慢性炎症及跟骨下脂肪垫变性所引起，其表现有跖筋膜劳损、跟下脂肪垫变性、跟下滑囊炎及跟骨骨刺。该病症 40 岁以上中老年人较常见。患者常见足跟部疼痛，在晨起下床时及久坐站起时疼痛较重，活动一阵后疼痛减轻，行走过久后疼痛又加重，有时因疼痛而跛行。其压痛点大多在跟底内侧偏前，痛点较集中，相当于跖筋膜起点处。

其推拿治疗着重在于疏经通络、舒筋止痛，取太溪、大钟、照海为主，配以昆仑、解溪、足跟部阿是穴等。手法包括按揉各穴，拿捏足跟后部，点按痛点，擦法整理腓肠肌下部与跟腱。

提示：足跟痛与行走姿态有关，腰椎结构与足跟肌腱的异常状态都会引发足跟痛。治疗期间可适当活动踝关节，增加足弓的力量，有效减轻足跟痛感。热疗或保暖可以暂时缓解跟痛。

足跟痛很大一部分属退行性病变，随着年龄的增长而出现骨质增生、韧带钙化等，加之受凉、劳累等而发病。推拿治疗期间，应避免各种形式的过度行走。施用手法时，应重视足以上部位的相关穴位、肌群的治疗，加大血液循环，促进炎症代谢产物的分解与吸收。

第二十三节　月经病（包括月经不调、痛经）

月经病，是指月经周期、经期、经量的异常或伴经色、经质的异常；或月经非生理性停闭；或于绝经前后所出现的有关症状为特征的一类疾病。以月经周期异常为主的病有月经先期、月经后期、月经先后不定期；以经期异常为主的病有经期延长；以经量异常为主的病有月经过多、月经过少、月经时多时少……这些统称月经不调。伴随月经周期前后出现的病症以痛经为多见。

一、月经不调

月经不调，是指月经周期、经量、经色等发生改变，并伴有其他症状。其临床表现为月经周期提前或错后，行经时间过短或过长，月经量过多或过少。中医学认为，月经不调与肝、脾、肾有关，如气不足则冲任失调，肝热则不能藏血，脾虚则不能统血。如月经提前、量多者，多属血热、气虚；月经错后、量少者，多属血寒、血虚；经闭者，则多属气血不足。现代医学认为该病由于神经系统、内分泌系统功能失常所引起。

治疗：调冲任，理胞宫，行血调经。

推拿部位：小腹、腰骶部。

取穴：关元、中极、归来、血海、地机、足三里、阴陵泉、三阴交、肝俞、脾俞、肾俞、关元俞、次髎、中髎。

手法：一指禅推法、摩法、揉法、拿法、按法、抹法。

操作：患者取仰卧位，医生以一指禅推揉法于中脘、关元、中极、归来穴操作 10 分钟，以摩法在小腹操作 5 分钟。患者取俯卧位，医生以一指禅推法在肝俞、脾俞、肾俞穴往返治疗 5 分钟，并按揉肾俞、关元俞、次髎使之有酸胀感；点揉血海、地机、足三里、阴陵泉、三阴交穴；按抹小腹整理结束治疗。《百症赋》说："妇人经事改常，自有地机、血海；女子少气漏血，不无交信、合阳。带下产崩，冲门、气冲宜审；月潮违限，天枢、水泉细详。"相关穴位可参考选用。经行先期者，增加掌背揉气海、关元，点揉子宫穴、行间、太冲、隐白穴。经行后期者，增加一指禅推中脘、天枢，点揉肝俞、脾俞。经行无定期者，增加一指禅推大赫、横骨、归来，点揉胞肓、八髎穴。

提示：推拿治疗月经病，一时难以奏效，需要按月经周期调整数月。月经病的治疗，主要把握辨证与手法的运用，按行经周期循序渐进。患者要保持情绪稳定，饮食均衡，怀有乐观向上的生活情趣。

二、痛经

痛经，指妇女在行经前后，或正值行经期间，小腹及腰部疼痛，甚至剧痛难忍，常伴面色苍白、头面冷汗淋漓、手足厥冷、泛恶呕吐等，并随着月经周期结束而症状消失。

现代医学认为，原发性痛经多见于青年妇女，自初潮起即有痛经，与植物神经功能紊乱、子宫痉挛收缩有关，亦可由于子宫发育不良、子宫颈狭窄、子宫过度屈曲等影响经血畅行而致。继发性痛经常继发于生殖器官器质性病变，如生殖器官炎症、子宫肌瘤或子宫内膜异位症等。中医学认为痛经与气滞或气虚，血瘀、寒凝有关。

治疗：温通调气，行血化瘀。

推拿部位：小腹、小腿。

取穴：气海、关元、肾俞、八髎、中膂俞、蠡沟、腰阳关、命门、足三里、三阴交、归来。

手法：按法、摩法、一指禅推法、点揉、抹法。

操作：患者取仰卧位，医生用双掌按法在小腹操作，持续2分钟；用摩法在小腹部操作3~5分钟；用一指禅推气海、关元穴，操作3~5分钟，感温热向腹内渗透。患者取俯卧位医生用一指禅推肾俞、八髎穴、中膂俞操作8~10分钟，点揉肾俞、次髎、中膂俞，腰阳关、命门感酸胀并向会阴、臀部放散；点揉蠡沟、足三里、三阴交、归来，每穴2~3分钟，感局部酸胀或向足跟放散；用抹法在小腿内侧足厥阴经、足少阴经，从上至下推抹3~5遍；拿肩井整理结束治疗。

气虚血少者，增加揉中脘2~3分钟，一指禅推脾俞、胃俞。头痛、畏寒者，增加推抹太阳至悬颅穴，点揉大椎穴，拿肩井至风门、肺俞。

提示：推拿治疗痛经，具有即时止痛的效果，手法治疗使得胞宫气血疏通而症状随之减轻。推拿治疗该症，可在每月经期来的前一周进行治疗，可有效预防痛经的发生。如此连续治疗几个月，其疼痛的症状也会随之逐步减轻，直至痊愈。推拿治疗过程中，医生双手要温暖，手法由轻到重，并给予明显的酸胀。患者平时需要注意保暖，尤其是小腹与下肢在月经期间不可受寒。

第二十四节　小儿麻痹后遗症

小儿麻痹后遗症又称为脊髓灰质炎后遗症，是由脊髓灰质炎病毒侵犯脊髓前角的运动神经元遗留的后期躯干及四肢畸形。该病以半岁至3岁婴幼儿为多见，少数成人亦可发生。该病属中医学"痿病"范畴，是为风热暑湿疫毒侵害经筋而发病。20世纪六七十年代，丁鸿山先生治疗了大量的小儿麻痹后遗症患儿，收到了良好的效果，同时也总结出了"一手三穴"之妙用。

治疗：本着"痿证独取阳明"的原则，取穴以足阳明经筋为主，辅以足太阳、足少阳经的穴位。

推拿部位：腿部、腰骶部。

取穴：殷门、承扶、髀关、伏兔、风市、梁丘、委中、犊鼻、膝眼、阳陵泉、阴陵泉、足三里、承山、悬中、解溪、太溪、昆仑、八风等。

手法：一手三穴、按揉、拿揉。

操作：患儿取坐位，由家长抱坐其双侧大腿上，医生与其对坐，施一手三穴法，双手交替操作，由上而下，往返操作腿部足三阳经各穴约20分钟。上法完成后，患儿取俯卧位，医生按揉双肾俞、志室、大肠俞、小肠俞、命门、腰阳关、八髎、环跳等，往返操作约 5 分钟，拿揉下肢经筋、经络，从上而下；拿肩井结束治疗。

提示：该病的肢体瘫痪状态，和小儿脑性瘫痪的痉挛型硬瘫相反，是以软瘫为主，加之患儿年龄都偏小，肌肉力量本身就弱，推拿治疗时，手法不宜重刺激；做关节功能活动时，更要注意幅度的控制，以防医源性损伤的发生。

第二十五节　小儿肌性斜颈

小儿肌性斜颈，是指因分娩过程时的产伤或胎位不正等引起一侧的胸锁乳突肌缺血、挛缩、纤维化，形成肌性肿块，使得患儿头颈歪斜的病症。病久，患儿会因胸锁乳突肌的挛缩牵拉，影响患侧颜面的发育，可见颜面左右不对称。

治疗：理筋通络。

推拿部位：胸锁乳突肌、颈部、上肢。

取穴：桥弓、翳风、人迎、扶突、水突、气舍。

手法：按揉、拿捏、推抹。

操作：患儿仰卧于床或由家人抱着仰卧，医生取坐位或站位。医生以拇指、食指、中指三指置于患处，拇指与食指、中指相对，作拿捏状。在此基础上，医生以拇指发力施推摩法，频率偏快，每分钟 150 次以上为好；后沿胸锁乳突肌做上下抹法数次结束。

提示：此类患儿的年龄都很小，肌肤娇嫩，因此在施用手法时应使用介质，如爽身粉、婴幼儿润肤油等，以减轻指法对皮肤的摩擦，避免损伤。

小儿斜颈的手法治疗并不复杂，程序不多，但施术时手指位置的摆放非常重要，直接影响到治疗效果的优劣。操作时，是三指合力操作，食、中二指一定要置于胸锁乳突肌的一侧，拇指与之相对置放于另一侧。推运时食、中二指不发力，起支撑作用，托住患肌，拇指发力作推摩。忌用一指操作，或单面操作。颈部是个特殊部位，胸锁乳突肌下方异常松软，一指或单面操作，稍作发力后，肿块即下沉，其手法作用力会大大衰减，影响疗效。很多推拿治疗效果不佳者，可能就与此有关。推拿手法治疗该症，要使挛缩聚集的肿块消散，力的施放至关重要。医生与婴幼儿互动交流困难，力的轻重全凭医生的感觉。施力轻浅，举在皮肤，虽倾尽心力，终不见效。操作时需指下有推至阻挡感，施力方向不垂直向下，而是在有深度的平面推摩。其用"鱼吞钩饵之沉浮"的感觉来形容一点也不为过。

一指禅推拿治疗小儿肌性斜颈时，不做颈部的扳转牵拉手法。小儿肌体骨骼尚未发育完成，施力不当极易造成损伤。又因为胸锁乳突肌的挛缩使局部呈球状，即使施用牵拉手法，其对于病变的胸锁乳突肌的拉伸作用也是有限的。

第二十六节　小儿脑性瘫痪

小儿脑性瘫痪，是指由产前或产后多种因素引起颅内缺氧、出血等，导致新生儿上运动神经元的损坏或发育不良，失去对下运动神经元的控制，从而致使肌肉运动功能紊乱为特征的非进行性脑疾患。该病属于中医学的"痿症""五迟""五软"范畴。目前，该病尚缺少较为完善的治疗方法。手术治疗要到 5 岁以上为宜，但也仅是对症施术，改善功能而已。若在 5 岁以前不积极采取保守治疗，待到病废性畸形的不断发展与形成，势必给手术带来难度，或即使手术效果也不理想。所以，小儿脑性瘫痪的保守治疗显得尤为重要。保守治疗当以综合性治疗为原则，推拿是其重要的方法之一。推拿手法对该病的治疗有着特别的价值。

治疗：补益经气，通阳还精。

手法：一手三穴、一指禅推、点揉。

取穴：背俞穴、下肢足三阳经穴、头顶部、枕部穴。

操作：家长抱患儿坐于家长双侧大腿之上，医生与患儿相对而坐。医生施一手三穴法始于下肢。操作时医生的拇、食、中三指分别置于患儿的足阳明胃经、足少阳胆经、足太阳膀胱经上，以一指禅点揉法始于髀关、殷门穴（操作时无须每次必有三穴，无穴位时，三指仍沿三经点揉下行），循经络下行依次为伏兔、风市、犊鼻、委中、阳陵泉、阴陵泉、足三里、承山、解溪、悬钟、昆仑、八风、涌泉等穴位。如此上下往复操作约 10 分钟，一侧完成后，用同法操作另一侧患肢。

上述操作完成后再置患儿于俯卧位，医生用双手拇指分别点揉脾俞、胃俞、肾俞、命门、八髎、居髎、环跳、承扶等穴。

上述操作完成后，再将患儿转为侧坐位，医生以接手扶住其额头部，另一手以拇指、中指点揉风池、风府、哑门、百会、四神聪等穴位，约 5 分钟。

患儿再取俯卧位，医生用双膝关节的外侧分别抵放于患儿双膝关节的内侧，双手分别抓握患儿的双侧踝关节上方，使膝关节做最大幅度的屈曲，这时医生的双膝、双手同时合力，使其双髋关节做外展、外旋位拉伸。此时动作宜缓慢，逐渐加大角度至最大，并逐步加力有节律地向下按压 20～30 次。

之后再置患儿于坐位，伸直膝关节，医生一手握托于跟踝部，一手抓握其足背，做踝关节背屈运动 20～30 次。

提示：脑瘫患儿胆小、易受惊吓，有时高声说话都会引起其身体抖动而哭闹，所以治疗时宜取抱坐位，使其获得最大的安全感，安静地配合治疗。

该病的推拿治疗，分穴位推拿与关节运动两大部分，二者同等重要，不可或缺。穴位推拿时刺激量中等偏轻一点，不施重力。运动关节时，力可偏重，应使关节做到最大幅度的拉伸。但特别需要注意的是，脑瘫患儿以痉挛型最为多见，表现有不同程度的髋关节内收、内旋，腘绳肌、跟腱挛缩等，肌张力都偏高。因此，在做关节被动运动时，一定要逐渐加力，并对患儿的耐受度有着自己临证的判断，不使蛮力，防止医源性损伤的发生。

脑瘫患儿，因受年龄、关节挛缩畸形等因素的影响，让其主动功能锻炼的可能性极小。一指禅推拿，可使患儿获得最大的功能改善，使下肢关节趋于稳定，纠正重心力线，改善步态。经治疗后，本病虽不能痊愈，但可减轻畸形发展，有利于功能训练与肢体发育，待到一定的年龄再进行必要相关的手术治疗，可让患儿获得最大的康复效果。

无论哪一型的脑瘫，患儿都会伴有不同程度的语言功能障碍、反应迟缓等症状，其表现程度与肢体功能的瘫痪有高度的相关性。一指禅推拿特别注重头身兼治，以促使脑瘫患儿取得更好的康复效果。

第九章　一指禅养生推拿

第一节　导引与八段锦

导引又作"道引"，是以呼吸结合意念导气方式，或配合主动肢体运动，或配合自我按摩来防治疾病的方法。《庄子·刻意》："吹呴呼吸，吐故纳新，熊经鸟申，为寿而已矣。此导引之士，养形之人，彭祖寿考者之所好也。"晋代李颐注："导气令和，引体令柔。"唐代慧琳《一切经音义·十轮经》记载："凡人自摩自捏，伸缩手足，除劳去烦，名为导引。"故导引的要义在于通过调整呼吸使脏腑、经络之气和顺，通过肢体屈伸活动，或增加自我按摩，使身体灵活柔软，气血运行通畅，达到祛病延年的目的。马王堆汉墓出土的帛画《导引图》绘有44种导引姿势彩图，其中有捶背、抚胸、按腰等自我引体运动和按摩图式。东汉张仲景在《金匮要略》中将"导引、吐纳、针灸、膏摩"与中药并为治疗手段。隋代巢元方《诸病源候论》载有289条、213种具体的导引方法以治疗病症，说明导引已成为自我疗病康体的手段。隋唐至明清，导引养生功法主要有易筋经、八段锦等。

前述功法章节中已经介绍了易筋经的详细内容，易筋经练习属于一指禅推拿学派不可或缺的职业要求。这里再介绍更易于患者练习的导引养生功法——八段锦。患者练习八段锦也有利于配合临床治疗，维持推拿治疗的效果。

八段锦，据传起源于北宋，至今已有800多年的历史。古人将其喻为"锦",意为五颜六色,美丽而华贵,具体体现在动作方面为舒展优美,动静结合。八段锦8个动作时长8分钟左右,虽然简单,但如果能深刻地去了解它,可能就会有不一样的认识。

八段锦、易筋经、太极拳等导引养生功法均强调"起势"的作用。起势,常被初练者忽视,以为只是一个简单的动作。笔者认为导引养生功法之所以能养生,其玄机可能就是始于此。起势的第一要领就是"静",并且贯穿在整套动作的始终。"静",不是周围没有声音,而是心静。古人云:"宁静致远"。静就是静下心来,思想高度集中。无论是佛家、道家还是儒家,都十分强调养生先养心。《素问·以古天真论》说:"呼吸精气,独立守神,肌肉若一。"阐明了导引与内静养神的关系。临床医学研究已经证实,很多重大疾病的发生,就是以长期的紧张、焦虑、压力等为诱发因素的。

练习八段锦等内家功法,十分强调要运用"丹田气"呼吸。何谓"丹田气"呢?首先要知道何为"丹田"。我们认为,古人取名为"丹田",具有借喻的意义。在远古的农耕年代,还有什么比"田"宝贵的呢?既然是"田",就具备生发的能量,丹田即是精气神生发的部位。脐下是道家炼丹意守的地方。古人认为丹田可"无火能使百体皆温,无水能使脏腑皆润",是滋养全身的重要部位。由此可以认为,在练习八段锦等养生功法时强调用"丹田气"呼吸,即是现代所说的"腹式呼吸"。"腹式呼吸"相对于"胸式呼吸"而言是属于深呼吸。深呼吸可使肺下方横膈膜下降,使肺的底部大量充气,给肺充足的氧气,使细胞充满活力,让人精力充沛。同时,腹式呼吸可使人放松,使脉搏、血压稳定。古人在养生法中就提出:呼吸到脐,寿与天齐。这一观念与现代医学的理论十分吻合。

八段锦练习时动作要领分析如下。

预备式、起势——意在静、松，自然呼吸。

第一段，两手托天理三焦——重在托天，力在双手掌根，双肩后展。此段可拔伸腰背，提拉胸腹，使全身气血流通。

第二段，左右开弓似射雕——要做到双臂平衡一线，意在两手间这根无形的弓弦之上，开胸拉足、拉紧。此段可抒发胸肺，宽中理气。

第三段，调理脾胃需单举——脾气以升为顺，胃气以降为和，一升一降，脾胃调和。两手分别上升下降，掌根发力做对拉势。此段可牵拉腹腔，按摩脾胃、肝胆，助其消化吸收。

第四段，五劳七伤往后瞧——此节的动作在左右瞧时，双上肢是同时以腕领劲，呈外旋状，逐节上行至肘、肩关节，并使肩关节外旋至最大幅度，带以胸廓充分打开。此段可调整中枢神经，刺激胸腺，增强免疫力，去除亚健康。

第五段，摇头摆尾去心火——这是八段中最难做的一段。无论是从左往右，还是从右往左，都是以摆尾来完成重心的转换，使脚、膝、肩在一条线上时，起身做摇头至身体回归正中线。许多人练习的误区是以摆肩代替了摆尾，这样做就跟"丹田气"无关了，自然也就去不了心火。此段可降心火，除烦躁，利睡眠。

第六段，两手接踵护肾腰——这是个让腰部做最大的蜷曲与伸展的过程。双手上举时，同时将双脚垫起助上肢伸展至极致；下落时，双手至上胸部时即后展，沿两侧的膀胱经一直下行，弯腰后，尽自己的所能将双手下探摸足，后再压掌（掌根发力）；起身时由腰部发力恢复到原位。此段可拉伸腰背肌肉，强肾健体。

第七段，攒拳怒目增力气——收拳时应做到先收拇指，再依次单个收食指、中指、无名指、小指，拳要握紧，收至腰的两侧。出拳与呼吸气紧密配合，吸足"丹田气"，出拳吐气，拳到位气吐尽，再收拳如前。此段可疏泻肝气，强健筋骨，舒解久坐而郁滞之气血。

第八段，背后七颠百病消——这是一个纯粹用"丹田"呼吸的过程，做足深呼吸，完成新陈气体交换。此段颠足而立，拔伸脊柱，下落振身，可按摩五脏六腑，消除百病。

最后做好收势，使呼吸平缓，身体平复，用两手的食指、中指、无名指、小指的指峰，沿前额的正中线（任、督二脉）梳理至后脑勺数遍，整套动作结束。整套动作过程应做到舒缓、安适，以 7～8 分钟为好，也可做到 10 分钟，可单节重复做，也可整套重复练习。

第二节　养生推拿与手法套路

随着时代的发展，人们对健康保健的需求，以及遵从"治未病"的法则，一指禅推拿已经不仅仅用于治疗病症，其在躯体疲劳与调整、护理脏腑功能方面取得了良好的效果。因此，将一指禅推拿手法组合成为协定套路，既便于推广应用，同时又有利于最有效地发挥一指禅推拿技术优势。

一、疲劳

躯体性疲劳，一指禅推拿重点在于疏通颈椎、腰椎、小腿腓肠肌部位，达到消除疲劳、强身保健的作用。

放松颈肩部：患者取坐位或俯卧位，医生施以按揉颈项部、天柱，点风池、肩外俞、天宗，拿揉上臂手太阳经，蝴蝶双飞，拿肩井。

放松腰部：患者取俯卧位，医生施以一指禅推腰部足太阳经，掌按腰骶部，点肾俞、志室、大肠俞、腰眼、殷门，一手三穴拿揉腰侧带脉，搓抖腰骶。

放松小腿：患者取俯卧位，医生施以一手三穴揉膝阳关、合阳、承筋，拿揉腓肠肌内侧头，拿揉跟腱部的昆仑至跗阳，拿提阴陵泉与阳陵泉，掌根按揉承山，苍龙摆尾。

二、心肺保健

一指禅推拿可健全心肺功能，预防心脏疾病，并可用于高血压患者的辅助治疗。

心脏保健：患者取仰卧位，医生施以掌背挼膻中，一手三穴点揉乳根、大包、天池，点揉胸段足太阴经，点揉天泉至曲泽，推五指经，推劳宫、内关、郄门。

肺脏保健：患者取仰卧位，医生施以开璇玑，点揉云门、中府、天突，点揉胸段足太阴经，一指禅推大杼至膈俞，猿猴摘果，推三关。

三、胃肠保健

一指禅推拿可健全消化系统，预防高脂血症，并可用于糖尿病的辅助治疗。

助导胃肠：患者取仰卧位，医生施以一指禅推中脘、下脘，掌背挼上脘至下脘，摩腹，一手三穴点揉腹结、大巨、天枢，分推腹阴阳；运六腑，点揉内关、足三里。

腹型肥胖：患者取仰卧位，医生施以一指禅推建里至水分、建里至大横、大横至腹结，拿揉、拿提大横至腹结，拿揉腰侧带脉，拿提肚角；摩腹；点揉足三里、条口、丰隆。

四、小儿保健

强健小儿体质，预防感冒，助消化。

入手三法：开天门，分坎宫，揉太阳。

防病三法：蜻蜓点水，揉迎香；分阴阳，揉总筋，推三关；拿肩井。

健儿三法：摩腹，捏脊，揉足三里。

五、全身保健套路

一指禅推拿全身套路不同于普通的保健按摩，保健按摩注重肌肉放松，一指禅保健重视疏通经穴，维护脏腑气血的升降出入，从而强身健体，延缓衰老。

培育元气：患者取仰卧位，医生施以开天门，蜻蜓点水、分坎宫、揉太阳；开璇玑，擦膻中至建里，点揉中脘、气海，一指禅推后接掌根揉中脘至关元，摩腹，分腹阴阳；一手三穴揉大腿部足阳明经与足少阳经、足太阴经与足厥阴经，掌根按揉大腿部髀关、梁丘，一手三穴揉小腿部足少阴经与足太阴经，点揉足三里、条口、丰隆，点按行间、太冲、足临泣。

温肾助阳：患者取俯卧位，医生施以一指禅推背部足太阳经第一、第二侧线，点腰阳关、命门、至阳、身柱、大椎，按揉督脉大椎至腰阳关，点揉、点拨胸段夹脊、腰段夹脊，掌根揉背部足太阳经，搓抖腰胁；一手三穴点揉胞肓、秩边、环中，掌揉臀部经穴，掌根揉承扶至委中，拿揉小腿部足太阳经、足少阴经，拿捏跟腱部的昆仑至跗阳，掌根按揉承山，苍龙摆尾。

益脑提神：患者取坐位，医生施以蜻蜓点水推百会、神庭，拿捏风池、天柱，按揉颈项部足少阳经，蝴蝶双飞，一手三穴揉上肢手太阴经、手厥阴经，点揉天泉、曲泽、郄门、内关、合谷，猿猴摘果、推三关、运六腑，抖上肢，拿肩井。

施用一指禅推拿养生保健手法时的刺激量，以"寻"为主，力在肌肤，指下平实为好；穴位施术 3 ~ 5 分钟，经线施术 5 ~ 10 分钟，根据个体情况循环操作。

第十章 《一指定禅》

第一节 抄本考略

《一指定禅》为一指禅推拿学派第一本代表性专书。现存手抄本的刻印本分为上下两卷,共 23 篇,加未见目录的"奇经八脉总论""外症部位总论",合计 25 篇,但有实际内容的只有 21 篇。

《一指定禅》"卷之上"有概论、瘰症、经络、药食宜忌等;"卷之下"绘有 6 幅经络图谱,分正面、背面、侧面、任脉、手、足等,以及外症疗疮痈疽的推拿治疗,瘰症补遗兼有内科杂病等内容。

《一指定禅》多少年来一直处于半遮半掩的状态,推拿学术界既有人推崇其学术价值、尊崇古典历史地位,也有人持否定态度,认为抄本改编于瘰症专书,质疑与一指禅推拿不存在关联等。对于作者或为改编者、抄录者的考证,以及学术源流与价值等评估,更是褒贬不一。

近期有上海中医药大学王晓宇攻读硕士期间对《一指定禅》开展了颇有成效的考证,其主要成果如下。

1. 《一指定禅》由王松山在师父丁凤山先生指导下整理抄写而成,抄写年代为光绪二十年(1894)。封面书名和署签"趾禅",扉页题有"邗江钓叟",均指丁凤山先生,而王松山自称"趾道人"(图 10 - 1)。

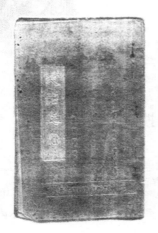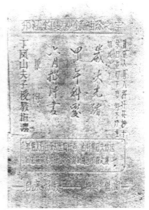

图 10 – 1　《一指定禅》抄本

2. 《一指定禅》主要依据清咸丰十年（1860）郭鑑编撰的
《晰微补化全书》的原抄本，即同治十年（1871）平江陈懋德
刻本《痧症全书》，转抄其中痧症内容并改写为推拿治疗专书，
后又参考清朝王洪绪《外科证治全生》的咸丰年间木活字刻
本，加入自身诊疗经验和手法，构成《一指定禅》的外症杂病
部分。

3. 李鉴臣为精通少林一指禅功的游方和尚，咸丰末年在扬
州与丁凤山先生相遇，传授治痧秘术和一指禅功，极有可能携
带《痧症全书》至扬州。相关考证认为，李鉴臣为"清代太医
院御医"依据不足，抄本封面写有"京城内城府太医院始创"
和扉页写有"慈禧太后旨命太医院检查，由轩辕后失传，因同
治驾崩，光绪接位，旨下复创，虑医有误之虞"云云均为
托词。

4. 《一指定禅》现存三个版本中，1961 年誊印本及书商
复制本流传较多，但字节不清。1964 年上海推拿学校横排油印

本文字内容更接近清朝抄本，但很难分辨历次增删的内容。

结合以上研究成果，我们重点阐述以下几个观点。

一、抄本背景与缘由

清朝末期局势动荡不安，内忧外患，咸丰元年（1851）太平天国起义，战火蔓延江南、江北；咸丰十年（1860）英法联军攻入北京，火烧圆明园；咸丰十一年（1861）辛酉政变发生。咸丰11年间有10年发生疫病，同治13年间有12年发生疫病，光绪34年间有19年发生疫病，几乎年年疫病流行。扬州所在地的里下河地区不仅水涝频发，伤寒、痢疾、天花、霍乱等传染病也是时有爆发，"四方疫气盛行，合门被祸、邻里相传"。战乱与疫情横炽，人人岌岌可危寻求自保。在这种背景下，一指禅推拿作为新的治疗方法应运而生，《一指定禅》在动乱年代缝隙中诞生合乎情理。

按照《晰微补化全书》（《痧症全书》）序所描述的原书稿来源推论，《一指定禅》誊写的样本《痧症全书》如果确实与李鉴臣有关，当是道光辛卯（1831）秋，作为河南"游方和尚"的李鉴臣怀揣秘籍《痧症全书》南下镇江、扬州一带活动，寄居在三界精舍为人治痧疗病。按照年代推断，李鉴臣在南下期间如果年龄在20岁上下，那么他应该出生于嘉庆十六年（1811）前后，到咸丰十一年（1861）在扬州传艺于丁凤山也应该是50岁左右，其在扬州地区生活了30多年却鲜有史料文字佐证，进而再推论李鉴臣割爱将珍藏多年的《痧症全书》抄本赠送给丁凤山先生，尚缺少实证资料。然而，经过版本目录、内容对比发现，《一指定禅》与同治十年（1871）平江陈懋德刻本《痧症全书》吻合度较高，也就是说转抄自陈懋德刻本的可能性较大，不排除丁凤山先生通过其他途径获得陈懋德刻本。

《一指定禅》抄本扉页有"邗江钓叟抄录袖珍之宝"，说明丁凤山先生早年就获得《痧症全书》并抄录珍藏了多年，同时手边还有一本《外科证治全生》，诊疗之余在书中字里行间做一些笔注，简练记录推拿手法与穴位，后将抄录《痧症全书》与这些外科证治条文汇集成册，并将有些自身诊疗记录条文也一并录入。从咸丰十一年（1861）学艺到光绪二十年（1894）也有30多年，丁凤山先生萌生出总结诊疗经验以利于传世济人和传授学生的想法，故有了传抄《一指定禅》的动议。

王松山生于1873年，18岁拜丁凤山先生为师，21岁协助师父抄写《一指定禅》，23岁学成开业。王松山在所有学生中因有文化和书写能力，深得丁夫子厚爱，委以重任。王松山在抄写过程，对于手法不明之处，由丁凤山授教演绎，所以扉页有"兼得凤山丁夫子授教指法"。抄写成册，师徒商量拟定书名《一指定禅》，由丁凤山题写书名，签署下款"趾禅"，也即是"一指禅"谐音，抄者王松山"趾道人"即意为"一指禅道中人"。由于诊务繁忙，应邀外埠出诊，加上师徒就抄本处置意见不一致等原因，尽管光绪甲午初夏（1894）王松山日夜抄写十余天，但抄本并没有完工，未完成的抄本留在了王松山身边，直到1961年献出刻印。

二、抄本内容来源

抄本内容主要来源于三个方面，也可以说这是一指禅推拿学术的"三江源"。

《一指定禅》从《痧症全书》抄录并加以改编，不仅仅是

"卷之上"的治痧内容来源于《痧症全书》，而且从目次到上、下卷的多篇内容与结构安排都源自该书，也就是将《痧症全书》作为蓝本，以推拿治疗手法进行改写，改变原书中治痧法，目录中特别注明"刮同揉""刺同推"，保留病症条文，将原书治法"刮""刺"改为推拿手法"揉"与"推"，从首篇开始边抄边改。如"析微总论"篇插入"非也，余今得秘授推、揉、摸、捏之功，不用刀针，并不服药，立救人命于顷刻者"句；"如在肌肤，推之则愈；在血肉者，揉之即痊"，即是将"刮"与"刺"分别改为了推与揉。

除此之外，不适合推拿表述的章节，不再录入而仅摘录篇名，如"痧症原见于十指""痧症名目"有目录没有内容；有些内容抄录时做了删节或合并，如"治痧须分表里""痧贵先审脉""药品宜忌"等篇标题脱漏而内容尚存。

为了适合推拿表述，其改写标题以贴近抄录者临证指导思想为原则，如"当明经络论"改作"经络当明论"，突出经络辨证思想；"诸方全备"改为"诸症辨议"，突出对常见病症的辨治要求；"人像穴图"改为"周身穴道"，突出穴位叙述；"附刻痧症补遗"改为"复增补遗杂症"，突出内科杂病的临证经验。

抄录《痧症全书》实属创作推拿专著的捷径，也能弥补文学与医论的不足，同时也是那个年代不得已而为之的做法。

下卷"外症部位总论"篇，收录治疗外症疔疮痈疽条文，主要参考了王洪绪的《外科证治全生》。早年丁凤山先生手边有一本《外科证治全生》，诊疗结束后时不时在书中做一些随笔，简述推拿手法与穴位，王松山在抄录《一指定禅》时将这些内容也一并转入。《一指定禅》共计 135 条外科病症，其中81 条源自《外科证治全生》内容，54 条源自自己的诊疗经验。

如"红丝疗：手小臂、足小腿。推：臂臑、曲池、间使、大陵、阴阳陵、足后跟、踝、脚底涌泉等。刺中魁，大小骨空"，该条文显然存在前后两次标注的痕迹。再如"闭口痧：速治勿延切切。缠：水沟、素髎、兑端、囟会、百会、脑户、风门、哑门、七心。先推臂臑、间使、曲池、大陵、手部十指尖"，文中"先推"句显然具有加注的痕迹。对照《外科证治全生》原文可以看出，除了简写病症名称与症状表现，《一指定禅》以简练的文笔记录手法、治疗穴位或部位，不难看出随诊笔记的文风。

"丁夫子授教指法"说明推拿手法与治疗的验证过程，也是一指禅推拿初创阶段的具象。《一指定禅》提示"今得秘授推、揉、摸、捏之功"，下卷文中大量运用"缠"法，以及推拿临证思维模式的形成，则是参考了其他针灸书籍或小儿推拿书籍，如"开七心、推七心、揉华盖、揉上中下脘"等，这些手法加穴位的表述与记录格式成为推拿治疗记录基本形式，至今仍然沿用。清朝光绪年间已经有大量小儿推拿书籍获得刊印，如周于蕃《小儿推拿秘诀》、熊应雄《小儿推拿广意》等，这些书籍对抄录《一指定禅》有潜移默化的影响，至今丁氏家族仍有珍藏，后期出现的"推五指经""推八卦""苍龙摆尾"等手法更是直接嫁接于小儿推拿。

三、抄本学术价值

1929 年中医师刘泗桥在《自强医学月刊》撰文批评一指禅推拿，说"推拿家用神秘的一指禅来做幌子"，"故作古法运气神功，各种稀奇名目耸人听闻"，从另一个侧面说明了当年一指禅推拿不仅受到一些官宦的推崇，在业界也引起不小的反响，尤其在名医荟萃的上海滩能够开业而又发扬光大，不能说是丁凤山先生单纯托名接受"技击家"传授为"幌子"。

长期以来推拿得不到正统医学的认可，光绪年间适逢疫病瘰症与外科病症多发，推拿疗法能给患者带来神奇疗效，无论"故作"也罢或者"托名"也好，在推拿受到排挤，治疗范围越来越狭窄的情况下，十分有必要刊刻一本能够彰显自身实力的书籍。选择抄录与改写《瘰症全书》抄本改中药，针刺等治法用推、揉、缠代替，治疗范围涉及内外妇儿伤等科病症，更为难能可贵的是改针灸运用穴位以推拿手法治疗以此印证推拿手法的效果，符合一指禅推拿的学术思想，能够将推拿提升到与正统中医治疗体系相平等的地位。

《一指定禅》完整呈现了推拿的学术层次，其内容包含以下几个方面。

其一，经络辨证。《一指定禅》全面接受了瘰症治疗的辨证主体，即以经络辨证为主，分经络部位实施指法操作。

《一指定禅》抄录"经络当明论"篇，将各经所属"之瘰"改为所属"之病"，也就顺理成章将内外杂病归入分经辨证论治。经络辨证实际运用方面，在"诸症辨议"等篇中有所体现，如"钻心：肝肾两经受邪。从中至下钻痛者，顺而轻，从下至中钻而痛者，逆而重。痛至出声者死，此乃寒气上逆也。推心俞、膏肓、章门、中脘、中庭、膻中、紫宫、命魂二门。刺中魁、大小骨空"。诊治外科疮疡也体现出循经组方的原则，如"坎头疮：在后颈之间。缠揉，头颈部、全背上椎旁各穴，百劳、风门、膏肓"，将局部取穴与足太阳经背部循经取穴相结合。这种辨证方式与诊治原则至今仍然具有指导意义。

《一指定禅》抄本的经络辨证源于《瘰症全书》，局部取穴应用则汲取了《外科证治全生》的治法，早期临证仍然存在辨析不清、经验不足的短缺，尤为面对内科病症尚在探索阶段，如"黄疸：眼色白黄，小便色赤，身体软倦。揉，在患近处见穴，勿可轻视"。此外还有"四肢全枯、穿骨疽、头面忽肿、火麻疯"等，从病症名称到诊治都显示出随笔备注的特点，有利于备查而已，有待于进一步总结和提高。

其二，穴位运用。明清以降正骨伤筋治疗不强调穴位运用，即使推拿也是泛泛而已，小儿推拿则是自成体系，更多地使用手部穴位。《痧症全书》由于以焠、刺、刮治法为主，强调取穴治疗获得疗效，依据病症选穴组方。《痧症全书》在第一次出现的腧穴下以双行小字简略附注腧穴定位、治法等，称谓穴"俱解"。《一指定禅·周身穴道》记录了腧穴定位以利于备查，而抄本集中摘录"俱解"时，也参考了其他腧穴文献。如命门穴俱解在"腰痛痧"项下小字注："在背脊第十四椎中间，伏而取之。不在两旁，在背腰中间，属督脉，可针可灸。"《一指定禅》抄本"周身穴道"为记录命门穴"十四椎节下间，俯而取之"。对比条文可知两者文字有差异，抄本描述得更为简单，舍弃了刺灸法内容。可见，《一指定禅》抄本"周身穴道"篇的内容来源应另有所本。抄本在穴位组方由十四经穴、小儿推拿穴位与局部取穴三部分组成，常用的十四经穴以足太阳经背俞穴、魂门、命门和胸腹部任脉穴等；小儿推拿穴位有胃经、三焦、中魁、大骨空、小骨空等。

其三，手法创建。《一指定禅·析微总论》说"余今得秘授推、揉、摸、捏之功"，提示丁凤山先生师从李鉴臣学习基本推拿手法，这在抄录《痧症全书》部分能够获得进一步印证，治疗条文都以"推、揉"承接，有些条文保留了针刺与手法相配合，说明临证把控能力的提升过程与手法丰富是密不可分的，到下卷的治疗病症才大量出现"缠"法，并完整记录了操作穴位或部位。

"缠"法的创建过程，大致在推揉应用基础上借鉴了小儿推拿手法的律动方式，逐渐出现推法的动态运行，这就有了"推同缠"，如"疳膨食积：推同缠，背部三焦……"也会出现以"缠"替代推法的过渡，显著特征在于推、揉、缠诸法同期运用，也就出现了"缠推"并用，如"缠推足三里""缠推腿全部"等。"缠"法操作到20世纪20年代已经分化为一指禅推法的特殊方式，黄汉如《一指禅推拿说明书》说："病宜攻即用㨰，病宜补即用缠。"而到20世纪60年代有观点认为"缠"的基本特征就是快速频率的一指禅推法。

第二节　节录注解

《一指定禅》抄本（以下简称丁本）辑录于清朝末年的《痧症全书》（以下简称《痧》本）、《外科证治全生》（以下简称《外》本）等，现存上海中医学院附属推拿学校1961年刻印本以行楷字体书写，多处字迹不清，加之脱漏、错简，有些内容在早期抄录时就已无法辨认，并存在补缀、插入、改写等现象，有些条文抄录于散页中。经查考原清朝刻本，对抄本条目和文字进行校勘，以下主要节录与一指禅推拿相关的条文，并做简要注解。为便于顺畅阅读，我们将注解内容附于相关条文之后的挂号内。

一、《一指定禅》目录（丁本目录与《痧》本基本一致，改动之处反映了辑录的最初动议）

卷之上

析微总论

痧症误论

经络当明论（《痧》本原题为"当明经络论"）

奇经八脉总论（丁本与《痧》本均无标题）

治痧须分表里（丁本有内容，无标题）

痧症原见于十指（丁本无内容）

痧贵先审脉（丁本有内容，无标题）

脉决死生论

痧症名目（丁本无内容）

一曰瘁（"瘁"为"悴"字之误）

一曰刮同揉（丁本无内容，"同揉"二字为丁本所加）

一曰刺同推（丁本无内容，"同推"二字为丁本所加）

痧有十处要穴（《痧》本原题为"放痧十处"）

凶痧

药品宜忌（丁本脱标题）

忌药（丁本摘录少数文字）

药宜论（丁本无内容）

宜忌相半论（丁本无内容）

病后忌食

忌食物（《痧》本原题为"食忌论"）

宜食物（《痧》本原题为"食宜论"）

卷之下（丁本 61 年刻印时改为"下部"）

周身穴道（《痧》本原题为"人像穴图"。《痧》本附有正面、后面、手、足 4 张穴图，丁本增加侧面人像图、任脉像正看和面图 3 张）

诸症辨议（《痧》本原题为"诸方全备"）

外症部位总论（为《外》本的篇名，丁本作为外症内容的总题）

复增补遗杂症（《痧》本原题为"后附痧症补遗"）

二、《一指定禅》节录

○ 科分七十有二，十六大症，如山妖水怪、禽兽蛇虫、山岚瘴气、伤风冒雨。（摘自郭鑑《析微补化全书》原序。）

○ 病在肌肤，推法治之；病如在血肉之间，以揉法治之；恐入经络，宜当以缠法治之。（首次提出"缠法"。）

○ 非也，余今得秘授推、揉、摸、捏之功，不用刀针，并不服药，立救人命于顷刻者。（此句插入"析微总论第一"中，阐明早期授受手法为"推揉摸捏"。）

○ 其治痧之大略有三法焉，如在肌肤，推之则愈；在血肉者，揉之即痊，甚势虽重，其病犹轻，此皆浅也；至若深而重者，胀塞肠胃，壅阻经络，直攻少阴心主，命悬斯须，即危于旦夕，扶之不起，呼之不应，即当推揉而已。（此段文字由原"析微总论第一"中治痧三法"焠、刮、刺"改写。）

○ 此皆势在危急，服药不及，非推揉将何救乎？（《痧》本原句："非药将何救乎？"）

○ 如痧在肌肤，当推即推；在血肉，当揉则揉。在肠胃、经络与肝脾肾三阴，当如何治？（《痧》本原句："在肌肤当刮即刮，在血肉当刺即刺，在肠胃、经络与肝脾肾三阴，当药即药，当如何治？"）

○ 古人云：不明十二经络，开口动手便错。痧症各有所属，不可不知。（"经络当明论"篇总则。）

○ 咳嗽声哑，气逆发呛，手太阴肺经之病也。肺（病）则腹痛、咳嗽痰喘，微热，甚则鼻衄。（《痧》本原为"手太阴肺经之痧也"，一字之改体现了经络辨证的主导思想。十二经脉均同。）

○ 半身胀痛，俯仰俱废，左右不能行动，手阳明大肠经之病也。大肠则面目如火，但热而不寒，痢下脓血，重则呕吐，身热。

○ 两目红赤如桃，唇干鼻燥，腹中绞痛，足阳明胃经之病也。胃则晡热、内热。

○ 腹胀板痛，不能屈伸，四肢无力，泄泻不已，足太阴脾经之病也。脾则腹痛。

○ 病重沉沉，昏迷不醒或狂言乱语，不省人事，手少阴心经之病也。心则心痛或心胀，其头额汗冷如珠，而身或热或凉。

○ 半身疼痛，麻木不仁，左右不能伸屈，手太阳小肠经之病也。小肠则头痛、发热。

○ 腰背巅顶，连及风府，胀痛难忍，足太阳膀胱之病也。膀胱则小便溺血，甚则身热。

○ 痛连腰肾，小腹胀硬，足少阴肾经之病也。肾则腰痛。

○ 或醒或寐，或独语妄言，手厥阴心包络之病也。心包络则小腹、胸胁痛。

○ 胸腹热胀，揭去衣被，干燥无极，手少阳三焦经之病也。三焦则耳旁肿胀，寒热往来，热毒内攻上则口渴，下则便结。

○ 胁肋肿胀，痛连两耳，足少阳胆经之病也。

○ 心胸吊痛，身重难移，作肿作胀，足厥阴肝经之病也。肝则沉重不能转侧，甚则吐血。

○ 足少阳，外踝上走髀，前者结于伏兔，后者结于尻，上额角、交巅，走额结于頄。（此段摘自《灵枢·经筋》，丁本摘抄在散页中。）

○ 凡人一身有经脉有络脉，直行曰经，旁支曰络，经凡十二，手之三阴三阳、足之三阴三阳是也。十二经、十五络科分等症，各邪痧，推、揉、缠诸法。　（见丁本"奇经八脉总论"篇。）

〇 十六大症痧：羊毛、黑线、乌痧、黑珠、红珠、痧伤、痧劳、水臌、半身麻木、阴户、阴阳、烂肠、疳痧（二症）、气臌、阴症、鸡痧。（《痧》本的"痧症名目"篇有上、中、下三部痧名目，合计 55 症；后续十六大症痧，卷下"诸症辨议"有相关条文。）

〇 从古无书可考，无方可治，徒有乌痧胀之名而无治法。（丁本抄录了"痧症误论"全篇，改"无药可治"为"无方可治"，意在强调推拿治法。）

〇 男骨白色、女骨黑色，左右肋把骨各十二、十四条，八长四短，共周身五两、三两。（此条录在散页中，不知所出。"肋把骨"为扬州方言，即肋骨。）

〇 背心一点痛者凶，角弓反张者死。腰肾一片痛者死，心胸左右一点痛者不治。肋肋痛与四肢肿痛者，难治。鼻如烟煤者，舌卷、囊缩者，死。环口黧黑者，死。头汗如珠，喘而不休者，死。昏迷不醒，放痧不出者，死。此皆实热毒之害，固然也。（此段为"凶痧症论"篇原文。）

〇 脉，六脉俱伏，亦无妨。脉稍不合，便详之。脉之伏如何以断病？脉自可细考而知也。脉多悬，伤暑；脉多滑，伤风。（此段摘自《痧》本"痧贵审脉"篇，其中"脉多悬，伤暑；脉多滑，伤风"，原句为"伤血之痧，脉多芤滑；伤暑之痧，脉多洪滑而疾数；伤风之痧，脉多浮微"，显然断句有误。）

〇 凡症察脉可决死生。脉微细者生，脉实大急数者重，脉洪大无伦者凶。一部无脉者轻，一手无脉者重，两手无脉者死，六脉无根者，揉之。（此段录自《痧》本"脉决死生论"，最末的"揉之"原为"放之"，反映出以推拿手法结合脉诊治疗的思想，非常可贵。）

○病在肌表有未发者，以灯照之，隐隐皮肤之间，且慢焠。若既发出细细红点状，如蚊如蚤，少则些微，多则连片，更有发一层，复发两三层者。焠法：看其头额及胸前两边，或肚腹上与肩膊处，照定小红点上，以纸捻条或粗灯薪，微蘸油点着灼焠之，即时炮响。焠毕便觉胸腹宽松，病亦随减。此火攻之妙用也。（此段录自《痧》本"焠"篇，保留了焠法，在丁氏临证治疗中获得传承。）

○顶心百会：只须手指揉破，略见微血，不可用针。两太阳：太阳痛甚者用之。舌下两旁：急喉蛾痧可用针刺紫筋两条，将血吐出。两手十指尖：脉息处用手推揉不计次数，瘀血散即好矣。印堂：头痛甚者用之。喉中两旁：虾蟆大头瘟者用之。两乳：乳头垂下尽处是穴。两足十指头：与手同。两臂弯：名曲池穴，腿弯委中穴，按穴治之。两腿弯：在弯上下前后有青筋者即是痧眼，治之可痊。（此段录自《痧》本"痧有十处要穴"篇，其中浅刺、放血、掐十指尖等治法，至今临床仍有运用。）

○痧有青筋，或现于数处，或现于一处，必须宜急揉之，毒血散行则愈。若不现青筋，隐于肉内者，此误吃热汤之故，即用冷水解救，然后青筋必现，只无妨碍矣。痧筋出现解救法。按揉腿弯筋法：凡腿弯上下细细看有细筋，或深青、紫红色，是痧筋。若退上下大筋或两边硬筋，此非痧筋也，不可误认，慎之，慎之。（此段录自《痧》本"痧有十处要穴"篇，其中腿弯筋的切诊法，至今临床仍有运用。）

○半夏、藿香、热汤、热酒、茶各食吃者，轻必转重，重必变危矣。饮食少吃为妙，扣一二分，愈后不发。邪症，邪填胃口也，五、十日不进饮食亦不知饿，此气塞满胸中也。（此段摘录《痧》本"病后忌食"篇，文字略有改动。）

○黑沙糖、食盐、蒜茹、灯心汤俟冷可饮。莱菔子汤、阴阳各汤、山楂汤、芦根汤、荸荠汤、开水汤俟冷。百合、藕。（此段摘录《痧》本"食宜论"）

○辣酱、面筋、猪油、羊肉、鸡、鱼、葱、芥菜、瓜、茄子、红菱、团子、粽子、糯米饭、糖食、桃、杏、李、梅。（此段摘录《痧》本"食忌论"）

○滚汤、热茶、烟，三个时辰。生姜、桂圆、枣子、花椒、胡椒、蒜酒，三日忌，戒勿犯。房事百日，豆腐浆五十日，酒大饮百日，可保不发。（此段摘录《痧》本"食忌论"与卷下"阴症"篇，文字重新做了编辑。）

○吐血时：子属心，丑属顶，寅眉心，卯属耳，辰两耳丛，巳属喉，午巴掌，未胁下随，申脊中节，酉肚下，戌小肚下，亥始唇边。（此段录于散页，不知所出。）

○五色五味：伤心、红紫色，苦赤。伤肝，紫黑色，酸青。伤脾，紫红色，甜黄。伤肺，茶红色，辛白。伤肾，淡红色，咸黑。（此段录于散页，不知所出。）

○水沟：一名人中，督脉、手阳明之交会，上唇取之。神庭：直鼻上入发际五分，督脉、太阳、阳明三脉之合。百会：一名三阳五会，在前顶后一寸五分，顶中央旋毛中，陷能容豆是穴。督脉、太阳之会。风府：一名舌本，入项发际一寸，脑户后一寸五分，项大筋肉内宛宛中。哑门：一名西平，西即颈弯界骨交连之处。大椎：第一椎上陷，三阳、任督二脉之经所交要穴。百劳：平肩，第一椎两旁各开一寸五分。承山：阶阳踝上。三里：承山下见之，近处是穴。阶阳：踝上陷中，俯而见之。("周身穴道"按前顶、后顶、脊背、背侧穴排列，共计51穴。《痧》本无此内容，丁本摘抄《痧》本各病症条文下腧穴"俱解"汇集到"周身穴道"篇，并从针灸书籍做了补充，并未抄全，尚缺四肢腧穴。百劳，《痧》本将大椎穴别名"百劳"作为正名用，丁本误录"两旁各开一寸五分"，又录了大椎穴。阶阳，即飞扬穴，别名厥阳。古代早期"飛"形误为"厥"，成为"厥阳"，又形音误作"階"，成为阶阳，1961年转抄时又乙转误为"阳阶"。)

○头痛：头摇，面上麻木，此感冒痧邪所至，入心经，舌麻即死。香油刮脑户穴。头痛如裂：元阳不能直立者是也。揉：见头面部，气海、心俞、气门、七心、背上部。（摘抄自《痧症全书·诸方全备》篇的"颠折头痛舌麻痧"，可见经络辨证要点；"香油刮"指用铜钱蘸香油刮穴位，亦即刮痧用法。"头痛如裂"见"复增补遗杂症"篇。）

○黑眼、白眼：皮肤受邪，日久则转入肾经，两目迎风下泪。推悬厘、太阳，掐小骨空、手指尖。黑齿：肾经受邪，日久毒邪入骨，大寒大热难治。同黑眼治，加缠人中。（《痧》本治法用"刮、刺、药"，丁本改为推、缠。推拿用于治疗眼病，值得探索。）

○皮肤刺痛：皮肤受邪，如刀刺痛，满身均痛。用油钱刮、推臂臑、曲池、间使、大陵，针刺中魁、小骨空。（推拿用于治疗皮肤病，值得探索。）

○反弓：肾经受邪，小儿患多。头望后仰，脚亦后缩，胸腹凸前，延挨不治则死。拍曲池至阳交穴。推肺俞、肾俞。（推拿用于治疗小儿"惊风"急症，值得探索。）

○腰痛：肾经受邪，左右俱痛。急揉命门、三焦、中魁。

○红紫斑：出汗时感冒风邪，汗出未透，攻入腠理，正气受邪。紫斑系外面皮肤受邪，攻入脏腑。用钱刮臂臑、曲池、间使、大陵、百劳、膏肓。推揉肩井、膻中、中庭、命门、白环、曲池。刺中魁、大小骨空。（对于复杂病症，采取多种治法重叠运用，以获得最佳效果。）

○ 对胸：肺经受邪，当胸中筋硬，或青红，或紫黑。此症急揉心口筋上，如消可效；不消，死。急宜针横刺三针。勿可轻视为要。（此为推拿与针刺结合。）

○ 钻心：肝肾两经受邪。从上至下钻痛者，顺而轻；自下而上钻而痛者，逆而重。痛至出声不得者死，此乃寒气上逆也。推心俞、膏肓、章门、中脘、中庭、膻中、紫宫、命魂二门。刺中魁、大小骨空。（经络辨证与八纲辨证结合运用，治法缓急并举。）

○ 穿胸：肺经受邪。咳嗽不止，流清涕，胸前有梗钻痛。即揉两缺盆穴（即琵琶骨上穴）、紫宫；刺中魁、大小骨空。（缺盆穴，《素问》谓"泻胸中之热"八大输之一。揉缺盆，可用于感冒久咳、哮喘、胸中闷痛、手臂麻木等。因针刺不易，推拿更为实用，值得探索。）

○ 逆血：肝经受邪，血逆上行。口呕鲜血内里伤，口吐紫血外伤。刮推间使、大陵。痰中有血：劳伤过度，风入肺经。揉肺俞、肝俞、心俞、百劳、魂门、胸背两部，细察之。（逆血，指急性呕血或咯血。丁本从血色判断里伤、外伤，具有临床实践意义。）

○ 锁经：心肺两经受邪，往日恼怒郁结胸膈，又加积滞受邪与怒扭结而成，或出入不欲以至气喘，经络膜胀不止，痛痒日夜叫嚷。急揉紫宫、膻中、中庭、中脘等穴，刺两手指尖。（推拿治疗情志病症。）

○ 黑珠：元气不足，又重受秽气触身体，暴躁，正出汗之时遇狂风，其汗未能畅达，邪气留闭，然后发于其头部、周身、四肢，其形如斑点、黑痣，初发皮肤速治。舌上有黑点，身间虚胀，黑珠凸者即死。用灯心蘸香油焠紫宫七次，并艾蒜灸命门、肾俞、膏肓、魂门、胃俞。（焠法与隔蒜灸并用。）

○ 半身麻木：往日积受风寒气而成，半边身寒冷，或左右抬举不起，痛痒不知，嘴脸半边歪斜，食由口中而出，涎半边自流。延成瘀血、里痰等所致。三日一刺脚五指尖、跗阳、膀胱、委中、膏肓、魂门、肾俞、胃俞、风门、曲池、手五指尖、丝竹、肩井。推同上。半身不遂：因邪而致。缠揉脊背全部、胸前部、头颈部、腿部。（针推同治半身不遂，有借鉴意义。）

○ 耳震：耳内响如钟，鸣即聋。肾虚之病，脉不顺。针刺风府，再用蘸油钱刮悬厘。推风府，缠推悬厘、肝俞、肾俞、魂命两门。耳聋：揉，见耳旁有穴、脑户、三阳穴。（耳鸣的综合治疗，具有临床价值。耳聋的取穴，显现出局部与远端的配穴原则。）

○ 气臌：气郁入内所至，加之郁闷。先刺十指，再推曲池、肩井。二日加前顶、人中、印堂。三日加脑户、风府、百劳、风门。四日加膏肓、膈俞。五日加魂门、脾俞、胃俞、命门。六日加大小肠俞。七日加膀胱、白环、长强。八日加悬厘。九日加阳交。十日再刺十指。（此为治病疗程设计方案。）

○ 诸样各疮，寒热虚实。推揉，按症医治，近处是穴。周身溃烂不敛，分虚实、寒热等。推要穴，近患是穴，推之更妙。（《痧》本原有标题"诸疮治法"，丁本改为"诸样各疮"。推拿治疗皮肤疮疡外症，以取近处穴治为主，手法多以推、揉、缠法。）

○ 翻花起肛，年久不敛，定然坚硬。揉命门、肾俞、大肠俞、小肠俞、膀胱、白环、长强、环跳。（翻花，疮疡溃烂胬肉凸出，相当于现代医学的鳞状细胞癌。）

○ 诸般痈疖，红肿疼痛，根盘高大。揉近处寻穴。缠紫宫、膻中、中庭、中脘、下庭、神阙、气海等穴七心。（此为诸般痈疖的推拿基本治法。）

○ 疔毒：面目耳鼻之间，又生肩脊手足。早治者，晨治夕除。推，面见头部之穴，身近处见穴治之。（"晨治夕除"，推拿治疗疔毒疗效显著，实为不易。）

○ 鼻闻不知香臭，久则成翻胃矣。推面部、颈背上部、胸前等穴。（推拿治疗鼻炎。）

○ 遗精：即是阳物也。推章门、气海、石门。梦遗精流，男子体弱所生。推揉背部。（遗精，以任脉为主，疏肝、益气、固精；梦遗，以背俞为主，补脏腑精气。）

○ 嚼舌咽语：缠与揉。心肺肝胃膈肾等俞，七心。命魂门双治、华盖、水沟、兑端。（经常在说话或饮食中不自主嚼舌，推拿治疗有效。）

○ 痰壅气闭或绝：缠七心、心肺等俞。膏肓、华盖、膻中、气海、章门、魂命门、颈项大全、丝竹、眉心、水沟。（因痰壅塞九窍，出现神昏、牙关紧闭、两手紧握、二便不通。）

○ 疳膨食积：推同缠。背部三焦、大肠俞、小肠俞、肚口、气海、紫宫、膻中、中脘、中庭、下脘、章门。（此法同样可以用于消脂减肥。）

○ 冻疮：寒冷，血气不旺，凝滞而生。揉下部，治腿部、脚部、内外踝、脚底。（此为推拿验证温经活络的功效。）

○ 胸胃痛甚，痨伤过度：揉胃肺两俞、百劳、魂门。伤痨扣咳，心力、色欲过度等等不一。缠揉胸部、背部。（此为推拿用于疲劳、精伤的治疗。）

○赤白浊下，妇人经前癸后之至：推背腿上部。（此为推拿治疗妇科病症。）

○喉闭：气急短促，手足厥冷，痰壅气闭，命危立刻。推风府、哑门、颅囟、百劳、风门、肺俞、膏肓、七心、承浆、廉泉、天突、璇玑、华盖、玉堂、紫宫、膻中等。（此为推拿用于急诊。）

○走马牙疳：见齿部。缠揉手三阳、足三阳各穴，面部、七心。（走马牙疳，见《景岳全书》，形容牙疳发病急速，势如走马。初起齿龈边缘或颊部红肿疼痛，继之腐烂，流出紫黑血水，气味臭恶。溃烂渐深可涉及鼻、鼻翼两旁、腮和唇，甚则唇腐齿落，腭破腮穿，鼻梁塌陷。多因病后或疫病余毒未清，积毒上攻齿龈所致。现代已难见。）

○鹅掌风：附鹅爪硬而痒燥裂者是也，患手足十指。揉臂臑、曲池、间使、大陵、手全穴。（配穴已显示出循经与局部的运用。）

○乳癌：初乳中生一小核，不痛不痒，阴寒结痰，思郁所成。推胸脊两部合治，近处见穴，膀全部。（乳癌，古代又写作"乳岩"，指乳房恶性肿疡，包括乳房痈疽。）

○痔漏：小肉突出。痔分五种，各有一别。推，见背下部，阴阳陵穴、章门、气海、中极、会阴、曲骨、关元。（此为近部与远端配穴相结合。）

○两足闪滑跌，不能行走：缠推见腿全部、脚全部。（此为推拿治疗踝部扭伤。）

○舌强：推，见面部。素髎、水沟、七心要穴、风府、哑门、颅囟（七心要穴，指心俞二穴、肺俞二穴或膏肓二穴、华盖、紫宫、玉堂或膻中。取背部4穴、胸部3穴，共7穴。）。

○声哑：缠，见肺部。心俞、风府、哑门、颅囟、百劳、风门。

○心中恍惚：缠，心肺俞、膏肓、华盖、紫宫、七心，前胸后背诸要穴。神昏意乱，日轻夜重。缠揉七心、胸背各穴，膀部，阴阳陵泉，下腿脚部，刺中魁、大小骨空。（恍惚，指精神不能安定，神思迷茫，慌乱无主，甚至心悬若空。）

○翻胃初起：缠百劳、风府、肺、心、膈、肝、脾、胃等俞，膏肓、廉泉、天突、华盖、璇玑至膻中、上中下脘、建里等。（翻胃，又称反胃、胃反，即恶心，指食物咽下后胃里上顶不舒服，甚至呕吐。）

○小便闭塞：即癃闭，日久不治，危乎！推魂命门、大小肠俞、肾俞、膀胱、白环、长强、环跳、建里、神阙、水分、石门、阴交、章门、气海。

○老年便燥：推揉心肝胃膈等俞、大小肠、膀胱、白环、长强、上中下脘、建里、神阙、水分、石门、阴交、章门、气海等。

○忽然软重：邪入肺胃，日久故延，未治成重，难效矣。揉同缠，肺胃心肝膈肾俞、大小肠至环跳、腿全部、胸前部、七心。（软重，指肢体软弱，沉重无力，似重症肌无力、杜氏肌营养不良等病症。）

第十一章　《一指禅推拿法简述》

第一节　《一指禅推拿法简述》原稿说明

《一指禅推拿法简述》（以下简称《简述》）是由丁鸿山口述、江静波整理并笔录的一篇原稿。该稿由江静波先生在1961年前后写成，原稿用钢笔记录在7张粗糙的毛边纸上，正反书写计13页，使用蓝黑墨水，字迹工整，简繁兼见，结构与层次明晰（图11-1）。其内容分为基本功练法、基本手法、其他手法、治疗举例4章，后又添加"补充讲义"即一指禅推拿法的几个术语解释一章。《简述》较为全面地反映了20世纪60年代初一指禅推拿的概貌。

江静波先生所著《小儿推拿疗法新编》于1955年由江苏人民出版社出版，1959年江先生在《上海中医药杂志》发表了《推拿疗法简述》一文，萌生出进一步介绍推拿疗法的想法。1961年在《江苏中医药》发表《漫谈推拿与按摩》之前，到上海采访了王百川先生，随后到扬州拜访丁鸿山先生，跟随丁鸿山先生进入医院临床陆陆续续达一年时间，记录了丁先生诸多口述内容并多次修改、誊抄，写出了《一指禅推拿法简述》，其中有一组与小儿推拿复合手法名称相同但操作法不相同的手法，经详细了解后又做"补充讲义"附于口述稿最末。《简述》原计划由丁鸿山先生复审后准备出版，但丁先生感觉该书单薄，过于简要，考虑增加内容后再议，终因冗务拖曳而未能实现两位先辈有生之年的夙愿。

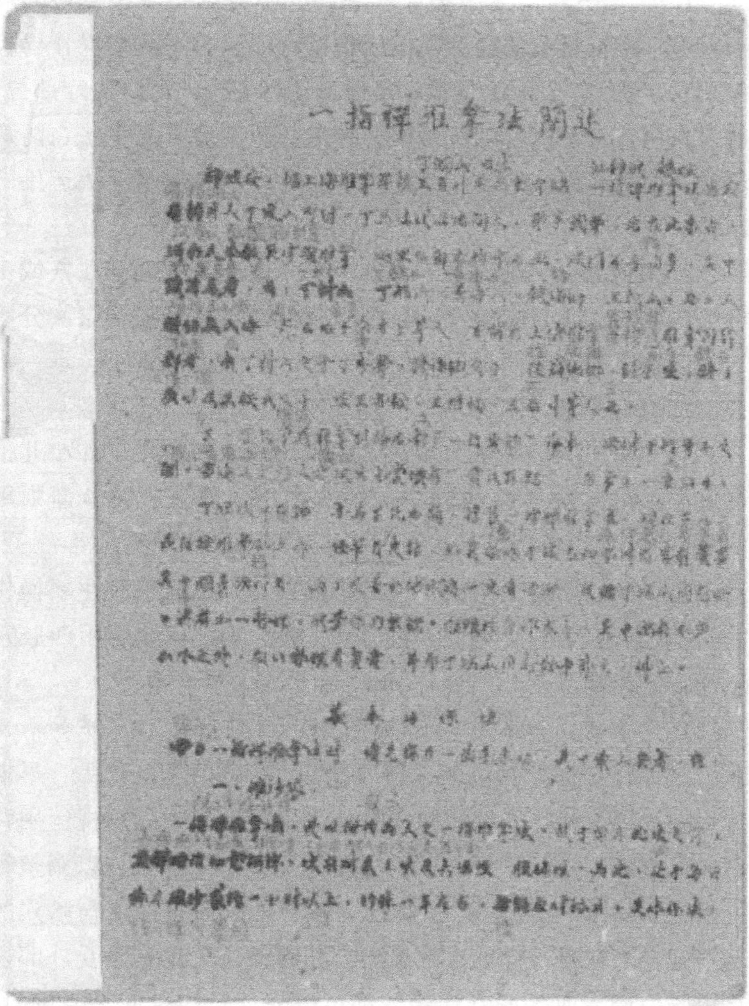

图 11 – 1   "一指禅推拿法简述"手稿

　　《简述》呈现给我们的一指禅推拿学术内涵主要有以下几点。

1. **以"一指"手法为基本手法，与其他手法并用而相辅相成** 一指禅推拿法在手的运用技巧方面，单一拇指操作已经极具有"禅意"，无论是吸定部位、运行方式，还是治疗部位、腧穴作用等，都能够随机拓展，神工巧合，提升了手法在防病治病的作用效果。《简述》真实描绘出一指禅推拿手法运用的精髓。

2. **在疾病治疗中讲究经穴运用原则** 无论在局部取穴或循经远道取穴，还是有效穴位运用，一指禅推拿都强调层次分明与先后有序，坚守"循经络、推穴位"的临证法则，传承一指禅推拿的治疗核心体系。

3. **吸收小儿推拿手法特色应用成人推拿手法中** 如小儿推拿重视手部穴位《简述》中的治疗举例，如上肢关节痛则用"推三关、运六腑、打马过天河"，面神经麻痹则先"推三关、运六腑、推五指经、四横纹"后推面部，高血压病则主要操作"推三关、运六腑、推五指经"等手法，都是巧妙运用四肢穴位的临证经验。

4. **《简述》继承了《一指定禅》的学术体系，并加以发展** 《一指定禅》抄本是一指禅推拿法初创时期的作品，早期即将推拿用于治疗外感病与皮肤外症，而形成了的重视运用背俞穴及腹部募穴的思想，做到俞募相配，阴阳互补，以调整经气而引邪外出。《简述》中体现一指禅推拿通过手法与腧穴的精巧配合来获得治疗效果的思想。如腹痛，无论是感受外邪还是胃肠失调，或是妇女痛经，都可以先从肾俞推起，经盲门、关元俞、大肠俞、小肠俞，至次髎。临证加减见气机不调则推曲池到中府，推五指经；见腹痛明显则双手中指点关元、中极等。

为了充分反映出原稿样式，我们仅将《简述》文字照样转载，对稿中明显的误写及需要解释者用"［］"标注，原稿的标点、括号注解以及序号等不做修改，以求能够还原当年口述笔记的语境。

第二节　《一指禅推拿法简述》全文

一指禅推拿法简述

丁鸿山口述　江静波整理

静波按：据上海推拿学校王百川老先生介绍：一指禅推拿法为我省［江苏省］扬州人丁凤山所传。丁为清代同治间人，原系武举，后在北京由一河南人李鉴泉［臣］传授推拿，返里后即在扬州开业，及门弟子颇多，其中较著名者有：丁树山、丁鹏山、黄海山、钱福卿、王松山（后二人现仍在上海，年已七十余岁）等人。目前在上海推拿学校及推拿门诊部者，有丁树山之子丁季峰，钱福卿之子、侄钱纯卿①、钱志坚、钱雪庚以及王松山之子、侄王亦松、王纪松、王百川等人云。

又，丁氏曾有推拿刮痧专书《一指定禅》抄本，流传于门弟子之间，黄海山之门人黄汉如亦尚撰有《黄氏医话》（医案）一书问世。

丁鸿山中医师，亦为丁氏后裔，擅长一指禅推拿法，现在苏北人民医院推拿科工作，经笔者走访，知其操作手法已和原传者略有变异，其中颇多发挥处。为了妥善地继承这一宝贵经

---

① 《新民周刊》2009 年第 29 期介绍，文中作者据 2004 年由中国社会科学院出版社发行的《老上海百业指南》记载和《LIFE》上刊登的外籍摄影者于 1946 年上海老照片，"钱纯卿医寓"在云南南路 346 弄余庆里内 9 号。

验，仅据丁鸿山同志所口述者加以整理，尽量保留原貌。惟限于写作水平，其中倘有不实、不尽之处，应以整理者负责，并希丁鸿山同志给予补充、纠正。

基本功练法

学习一指禅推拿法将须先练习一些基本功，其中最主要者，有：

一、推沙袋

一指禅推拿法，是以拇指为主一指禅推拿法，故于学习此法之前，是将拇指加强锻炼，使有耐久力以及灵活性、准确性。为此，必于每日练习推沙袋约一小时以上，约练一年左右，始能应付裕如。具体练法有：推、揉、拿、捏、抓等手法。具体要求有：沉肩坠肘，腕要端平，指要吸定，以及推时要取半握拳，四指屈起，但不得超过横纹等处。

二、抓坛子

此法主要为锻炼术者五指之抓拿力量以及腕部之持久耐力。久久习练，术者之指、腕即有相当功力，可于患者之棉衣外施术，且能持久不疲。

练时，站平马桩，用金龙手（五指伸开，一齐着力）提起坛子，做上、下、左、右等活动。

基本手法

此类手法，多以拇指操作为主，是为一指禅推法之基本手法，与其他各派之推拿手法，有所不同。

（一）推法

约有：

1. 正推：（重刺激法）手法较重。

操作法：以拇指尖端（两手皆可）固定于一点上，做前后摆动一式，按定于局部而推动之（有时也循经络行动）。

2. 旁推：（轻刺激法）手法较轻。

操作法：以拇指尖端内侧之拇腹部推动之。

3. 斜推：（此法与点法、揉法相近似）

操作法：以拇指尖端内侧近爪甲处斜推患者骨缝间，可使患者有酸胀舒适感。

4. 揉推：

操作法：以拇指根端内侧（即鱼际上端）扶定局部不移，揉施推按之。

（二）按法

一指禅推拿法之"按"法，亦与其他流派不同，仍以拇指为主，用力要轻揉深透，忌用呆力；有时亦用中指或食指点按。按法多用于腰、背及下肢等；用手掌压按者较少。

（三）点法

一指禅推拿法之"点"法与"按"法略相近似；点用力较大，渗透力较集中耳。

点时，亦多以拇指为主，间亦有用中指点者。

据丁鸿山同志之经验：两手中指同时着力重点气海、关元两穴，可治急性腹痛。

（四）揉法

多以拇指内侧面为主，在患者局部着力揉摩，因其以大指侧面着力，因又名之曰"大指旁揉"；又以其略与推法相似，故又名为"旁推"。

此外，亦有用鱼际处推揉者，多在肌肉丰实处用之。如患部肌肉面积较大时，亦可用全掌揉摩，名之曰"满揉"。手法适中时，可使患者有舒适感。

（五）摩法

一指禅推拿法之"摩"法，亦以拇指为主。

操作法：以拇指面按于患者局部推摩或揉摩，一般多由上向下摩。有时亦用掌摩；摩时，手掌可正按，亦可取旁斜位（有似摇、揉等法）。

摩法一般多用于背部。如摩胸腹部时（摩胸部，可舒气，治咳嗽；摩腹部，可助消化、通便），手法则宜轻缓。

（六）搓法

一指禅推拿法之"搓"法，亦以拇指为主。约有：

1. **拇指搓法**：用拇指内侧之指骨边缘处搓推之（与推法略近，惟推法着重于指面，搓法着重于指骨，略有不同耳）。此法多用于手指、足趾处。

2. **凹指搓**：即用拇指本节上端、指尖下端之关节凹陷处，在患者局部搓动之。此法亦多用于患者四肢末端处，可以固定于患者指骨旁边，不致滑脱。有时亦有用掌搓及腕根搓者。如：

（1）**掌根内侧搓**：此法是用掌根内侧（在拇指下端，鱼际处）做旁搓法，多用于背部。

（2）**腕根内侧搓**：此法是用腕根内侧（在手小指本节下，即小鱼际处）在患者局部搓推之（与揉法近似）。此法亦多用于背部。

（3）**腕根外侧搓**：此法是用腕根外侧（在手背、小指下端，近腕处）在患者局部搓推之。此法用力较轻，除用于背部外，亦可用于腹部。

其他手法

此类手法，为非以拇指为主之一指禅推拿法。

据丁鸿山同志介绍：一指禅推拿法，以"一指为推，二指为掐，三指为捏，四指为拿"，与其他流派略有不同。今仍据丁氏所述者，保存原貌，整理如下：

一、掐法

其他流派之掐法，多用拇指爪甲掐按，而丁氏所传一指禅推拿之掐法，则主用大、食二指爪甲掐按，或左右对掐（如对掐少商及老商穴——在拇指爪甲根内外侧——可治喉痛），或上下对掐（如对掐一焦穴——在大指上端关节处之上下方——可治小儿惊风）。

二、捏法

以大、食、中三指为主，为小拿捏，具体操作法，根据施术部位而有所不同。如：

1. 上下捏法：多以拇指在上，食、中二指在下，合力对捏之。一般在四肢处施术时，多用此法。

2. 左右捏法：以拇指及食、中二指分置左右，合力对捏之。此法亦多用于四肢处。

3. 前后捏法：多以拇指在后，食、中二指在前，合力对捏之。此法多用于肩胛部。

三、拿法

所谓拿者，是在患者局部用手重捏、上提，抓拿也。具体操作法：与上述捏法相近似，惟手法较重。又捏穴主用三指，此法则用大、食、中、示［无名指］四指一齐着力抓拿。略有不同耳。

四、搓法

1. 指搓：此法多用于肩胛与两肋处。

搓时，以两手之四指相对合搓，并略抖动，使患者有震颤感，则颇舒适。如用掌搓，震颤较大，患者即有不舒感。

2. 掌搓：此法多用于四肢处，以掌心搓摩为主，如在关节处，亦可用掌根搓摩，渗透力较大。

3. 鱼际搓：用鱼际处搓摩。多用于手腕、足踝、跗等处。

静波按：搓法在一般推拿法中，多系以两手合搓为主，惟据丁鸿山同志介绍，有时亦可以单手操作，如掌根搓及鱼际搓有时即可以一手操作之。又云：患处局部面积狭小者，亦可以食指或他指单独搓摩之。如此，则又与摩法略近矣。如做进一步之分析则搓法似较摩法用力较广而已。

五、抄法

由施术者以两手插入患者两肋，着力抄起，略停，再配合搓摩等手法轻轻搓摩之。

六、端法

与抄法略似，惟抄法多用于胸肋部，而端法则多用于四肢处。如：两手同时用力端捏两承山穴，可治小儿下肢痉挛等。

七、摇法

此法多用于四肢之可动关节。一手固定肢体，一手摇动之，摇动之方向，宜根据关节部位之不动而运动之。总之不使患者有痛苦感为宜。

八、抖撥法

抖系大动，撥是微动。两者多结合使用。亦多用于四肢关节处。此法多于拿法与摇法以后用之，亦可以舒散瘀滞、畅通气血。

具体操作法：

如在上肢施术时，先于肩、肘关节做拿法或摇法，然后再将两手中、示［无名指］、小三指固定于患者掌根部下端，再以两手食指捏住患者腕关节上端（相当于阳溪、阳池［阳谷］穴处），以两手拇指固定腕关节中间（相当于阳谷［阳池］穴之两侧），继将患者腕关节弯曲，微微用力抖撥之。如此，则可将患者肩关节抖动矣。否则，如用蛮力，只能抖至肘关节，而不能使肩关节抖动，达不到治疗目的，且使患者有疼痛感。

下肢之操作法，大致相同。

九、叩法

叩者，叩击也。据丁鸿山同志介绍，此法多于头面部或周身用之。具体操作法，约有：

1. 三指叩击法：为轻刺激法。

此法主用食、中、示［无名指］三指叩击。

2. 指根叩击：为中等度刺激法。

3. 小鱼际叩击：为重刺激法。

十、打法

打者，拍打也。此法多用于背部或大腿外侧。具体操作法，约有：

1. 一指打法：为轻刺激法。

如打足三里穴时，即用此法。

2. 三指叩打法：为中等度刺激法。

主用食、中、示［无名指］三指拍打。

3. 掌根切打法：为重刺激法。

以尺骨侧之掌根切打（如用于天宗穴之凹陷处，渗透力较强）。

按：叩、打两法，多以快速度运动操作，每于手术［手法］结束时行之。

治疗举例

一指禅推拿法治疗范围极广，今仅择其疗效较著者，举出数种推治手法。如下：

一、风湿性关节炎

1. 使患者取坐位。两肘前屈，置于胸前，伏在桌上。

2. 术者立于患者背后，从两侧肩井处推起，沿足太阳膀胱经往下推，经肺俞直推至肾俞，然后再推脊椎两侧，由上至下，再由下返上，如此往返，推三四次，借以舒筋活络。

3. 使患者起立，双手按于桌上。术者仍立于患者后方，用双手点按两侧天宗、肓门两穴；然后再揉其腰部，并拿肩井、肘等关节；最后再以摇法运动其上肢诸关节。

4. 使患者取仰卧位。再根据病患之部位，而做不同之操作。如上肢关节痛，则用推三关、运六腑、打马过天河等手法；或加用推五指经法。如下肢关节痛者，则从足三里推起，沿犊鼻推至伏兔，再拿承山，点犊鼻及大敦，并搓摩膝关节，最后以摇法运动其膝、髋两关节。

二、椎间盘突出

1. 患者取坐位。双肘前屈，伏于桌上。

2. 从肾俞推起，经肓门、关元俞、大 [肠俞]、小肠俞，转至环跳为止。

3. 使患者起立，两手扶按桌上，术者立于患者背后，推承扶、殷门、委中等穴；继再点、拿阴 [陵泉]、阳陵泉，点双肓门。

4. 术者以一手固定于健侧腰部，一手在突出之脊椎上用力由外向内挤压，使突出之脊椎移至正常位置。

5. 再点京门、环跳；继再揉摩椎间突出之部位约四五分钟，摩至内部有热感为止。

6. 运动患者肩关节及腰部，最后再揉摩腰部约四五分钟。

三、面神经麻痹

1. 使患者取仰卧位。

2. 先推三关，运六腑，推五指经，四横纹，用先补后泻法（拇指向上推为补，向下推为泻）；继再推曲池至中府。

3. 在头部分推太阴、太阳、阳白、睛明、四白、瞳子髎、颧髎、地仓。

4. 点患侧四白穴。

5. 术者以一手之拇指及中指分别点揉瞳子髎及颧髎；另一手之拇指点揉患侧地仓穴，其余四指则将患者下颌由健侧向患侧拉动五六次，即可。

四、高血压

1. 使患者取半卧位。

2. 推三关，运六腑，推五指经。

3. 推曲池至中府。

4. 推太阴、太阳、印堂、上星。

5. 以两指点揉两太阳穴。

6. 以两手拇指按摩印堂。

7. 两手中指由攒竹经鱼腰直向上擦至目窗。两手拇指压在攒竹上，余穴同时点揉，反复做三四次，可止头痛、头晕。

8. 如兼有口眼歪斜者，再用上述治疗面神经麻痹之手法。

9. 两下肢在犊鼻穴处，以㨰法治之。

10. 推足三里、昆仑、承山、委中、阳陵、血海等穴。

11. 点揉足三里至十分钟。

12. 拿承山，双手搓摩膝关节。

13. 使患者起坐，术者在患者身后轻拿风府、风池。

14. 在脊椎两侧，以㨰法由上向下㨰三、四次。

补充讲义

一指禅推拿法的几个术语解释。

静波按：丁鸿山中医师在讲授推拿手法时，介绍了几个术语名词。事后，由笔者和他谈了一下，他对这些操作法解释了一些，和一般推拿专书所记载的完全不同。现在根据丁氏所述，保留原貌，简述如下：

（一）推三关：根据一般推拿专书的记载，所谓"三关"是在桡骨侧的动脉处，也就是中医所说的"寸口"，包括寸、关、尺三部，因此叫作"三关"。丁氏的"推三关"法，是由"寸口"处用拇指罗纹向上推，一直推至曲泽穴处为止。

（二）运六腑：六腑的部位，在三关穴对侧，也就是尺骨侧由腕关节至肘关节一长条地带。"运六腑"就是用拇指罗纹在这一地带推运。

（三）**打马过天河**：根据推拿专书记载"天河"穴在"内关"穴附近一带。"打马过天河"有好几种推法（可参看《小儿推拿疗法新编》一书）。丁氏的"打马过天河"的推法，是由腕关节"大陵"穴处起，用拇指罗纹向上推，推至"曲泽"穴为止。

（四）**猿猴摘果**：丁氏的"猿猴摘果"推法，和推拿专书所介绍的也不相同。他是使用一手握住病人一手的食、中、无名三指，中指在后，食指和无名指贴于中指面上，然后由术者用另一手的拇指尖在病人的食指和无名指的罗纹上推运。推后，再推病人的中指面罗纹处。

（五）**苍龙摆尾**：丁氏的"苍龙摆尾"推法，和推拿专书介绍的也不同。他的这一个手法，其实就是摇动大腿的髋关节。法以一手固定病人髋关节，一手提起病人的足跌，微微用力摇动之。

（六）**推八卦**：推拿疗法的"八卦"穴有两个。一个在手掌心里，叫作"内八卦"；一个在手背上，叫作"外八卦"。所谓八卦，是八个方位，和痔科用时计定方位意义相同，没有什么神秘的地方。所谓"推八卦"是用拇指罗纹处在"内八卦"或"外八卦"处推运。

（七）**推五指经**：五指经指五指尖（罗纹处）。大指属脾土，次指属肺金，中指属心火，无名指属肝木，小指属肾水。和针灸疗法略有不同。由这里也可以看出，只不过是用五行学说来假定某一个部位罢了，没有什么神秘的地方。"推五指经"就是用拇指罗纹固定在"五指经"穴上推运之。

（八）**水底捞明月**：手法和"打马过天河"差不多，不过就是在"天河"穴上加一点冷水而已。这一手法，有解热作用。

第十一章 《一指禅推拿法简述》 一

245

参考文献

1. 朱鼎成，顾宏平．推拿名家朱春霆学术经验集［M］．上海：上海中医学院出版社，1996.

2. 李业甫等．中国推拿手法学［M］．上海：上海中医学院出版社，1992.

3. 王晓宇．推拿古籍《一指定禅》研究［D］．上海：上海中医药大学，2012.

4. 龚利，严隽陶，孙武权．严隽陶关于一指禅推拿学术流派之"禅"识［J］．中医文献杂志 2015（2）：32－35.

5. 丁开云．丁鸿山老中医"一指禅推拿"治疗肩关节周围炎经验介绍［J］．江苏中医，1988，9：40－41.